牧田善二

人間ドックの9割は間違い

幻冬舎新書
377

はじめに

人間ドックを毎年受けていながら、手遅れの疾患が見つかるのはなぜか？

私は東京・銀座のクリニックで、年間三〇〇〇人以上の患者を診ている糖尿病専門医です。

糖尿病患者は、糖尿病の治療だけに専念していればいいわけではありません。実は、**糖尿病があると、がん、心筋梗塞、脳卒中など日本人の三大死因である命に直結する病気の罹患率が健常者よりも非常に高い**のです。

そのため、私の患者さんには、糖尿病治療は私が責任を持って行いますが、そのかたわらで、信頼のおける医療機関を紹介し、全身のチェックをしてもらっています。

その結果、毎年五〇人弱の患者さんにがんが見つかります。しかし、ある年のたった一人を除いて、みなさん、がんを克服して今も元気でいます。というのも、超がつくほど早期に発見できているからです（たった一人についてはそれができませんでした。その理由は後述します）。

がんだけでなく、心疾患や脳疾患も早期に手を打って、大事に至らずに済んでいる患者さんもたくさんいます。

なぜそんなことが可能なのかと思うでしょうか。それは、私の患者さんたちは、いわゆる人間ドックに入るのではなく、自分の状態に合わせてカスタマイズされた〝最高の検査〟を受けているからです。あまり効果が期待されない無意味な検査はすべてカットし、がんやその他の危険な病気を確実に見つけることができる、極めて精度の高い検査を受けているからです。

一方で、多くの人たちが、人間ドックできちんと検査を受けていながら、どんどん命を落としています。毎年、定期的に人間ドックに入っているのに手遅れのがんが見つかったり、心筋梗塞で突然死したりします。これは、そこで行われている検査が適切なものでないことの証でしょう。

おそらく、あなたも心のどこかで不安を抱いているのではありませんか？

「このまま、人間ドックに入っているだけでいいのだろうか？」と。

その不安と真っ向から向き合い、あなたに**怖い病気の「超早期チェック法」を提案し**ようというのが本書の狙いです。

もっとも、私はいたずらに人間ドック批判をしようというのではありません。**私の望みは、少しでも多くの人たちが〝本当に意味のある検査〟を受け、元気で長生きしてくれること**です。

そのために、私が自分の患者さんたちに常々アドバイスを実施していることを、これから述べていこうと思います。

私はちょっと熱血漢なところがあり、ときに厳しいことを言い過ぎて、ショックを与えてしまうかもしれません。でも、自分の健康管理に高い意識を持っているあなたなら、本書から大きな気づきを得てくれることでしょう。

すべて私のアドバイスどおりにする必要などありません。「なるほど、そうすべきだ」と感じてくれたところから、あなたの意思で変えていってください。

自分の命がかかっています。人まかせにしていてはいけません。**今、医学も医療器機**

も検査法も、凄まじい勢いで進歩しています。どうか、その恩恵を受け取れるあなたでいてください。

二〇一五年春

AGE《エージーイー》牧田クリニック院長　牧田善二

人間ドックの9割は間違い／目次

第2章 人間ドックがあてにならない、これだけの理由 63

構成協力　中村富美枝
画像作成　ハッシィ

第1章 誰も言わなかった人間ドックの現状

がんで死ぬ人、助かる人

この本を書いた理由は、これからますます進む長寿社会の中で生き抜いていくための大切な知恵を多くの方々に知ってもらいたいと考えたからです。そのためには最新の医学知識を得ることが必要です。医学知識を必要としているのは、医者だけではありません。医学知識は私たち一人ひとりが身につけていかなければならないものなのです。

たとえば、これからの日本は、**二人に一人ががんにかかる**といわれています。**そして四人に一人はがんで亡くなる**とされています。この数字は、**がんで死ぬ人と助かる人がいる**ということをはっきりと示しています。

天皇陛下は、前立腺がんも心筋梗塞も治癒することを教えてくださいました。「前立腺がんになっても早期発見すれば助かりますよ。心筋梗塞も、その恐れが出たら、心臓の血管をとりかえればそれを完全に避けることができますよ」ということを、身をもって私たちに伝えてくださったのではないかと思うのです。

あなたが健康で元気に生きていくためには、健康チェックは必須です。とはいえ、具体的にどうしたらいいのでしょうか。その道をこの本で学んでほしいと思います。詳しく検査することには、たいへんな価値があります。なぜなら、病気が見つかれば治せるし、少しでも危険を感じたら予防ができるからです。今は、**病気が早期に見つかったら、ほとんどみな治すことができます**。なぜなら、医学が進み、「スーパードクター」「神の手」と言われるような医者もいるのですから。

三笠宮さまは九四歳のときに心臓弁膜症の手術をしました。これは、心臓を止めて行う大手術でした。その手術を経て、九九歳の誕生日を迎えることができたのは、スーパードクターの力だと私は思うのです。

医者が人間ドックを受けない理由

「ところで、先生ご自身の健康管理は、どうなさっているんですか？」

私たち医者が、患者さんからよく受ける質問です。

「やっぱり、定期的に人間ドックとか入っているんですか？」

それに対して、多くの医者がこう答えます。

「いやいや、それはない。人間ドックは意味ないよ」

質問したほうからしてみたら、いきなり肩すかしもいいところでしょう。医者が人間ドックを否定するとは、いったいどういうことなのか。

実は、私もその一人です。

もちろん、あなたが人間ドックを予約しようと考えたり、会社が社員に「行け」と薦めること自体は悪いことではありません。なぜなら、それだけ健康に関心がある証拠なのですから。

でも、だからこそ残念に思うのです。医者の目から見ると、**人間ドックとは、それを受けている人が期待している内容とはかけ離れたもの**です。だから、多くの医者は人間ドックを受けないのです。

あなたが人間ドックを受けたり、あるいは「今年こそちゃんと行かないとな」と考える理由はなんでしょう？

隠れている怖い病気を早く見つけて、事なきを得たいからではありませんか？

そして、なにもなかったのなら、一安心して一年過ごせると思うからでしょう。

「毎年、人間ドックで検査しているから、たとえなにかあっても大丈夫」

あなたは、こう信じているはずです。

でも、本当は大丈夫じゃないのです。

先日、ある出版社の編集長のご家族が亡くなりました。胃腸の調子がおかしいからと軽い気持ちで病院に行ったら末期の胃がんを宣告され、手の施しようがないまま三か月もしないうちに亡くなったそうです。

そのご家族は毎年、人間ドックを受けていました。末期がんが発見される八か月前にも受けていて、胃のバリウム検査も行っています。そのときは、胃の異常などまったく指摘されなかったそうです。

どうして、こんなことが起きるのでしょうか。

おそらく、人間ドックでなにかしらの見落としがあったのでしょう。手の施しようがないほどの末期がんなら、八か月前には間違いなく存在していたはずです。しかし、こうしたことはめずらしいことではありません。正直なところ、バリウム検査には見落としはつきものなのです。

では、人間ドックで見つけてもらえていたら、助かったでしょうか？

おそらく「ＮＯ」です。なぜなら、**バリウム検査で見つかるような胃がんは、残念ながらすでにかなり進行している可能性が高い**のです。

つまり、バリウム検査の精度には限界があると言わざるを得ません。

精度が期待できないのは、バリウム検査に限ったことではありません。

たとえば、腹部の異変をチェックするのに、多くの人間ドックではエコーと呼ばれる超音波検査を用います。これも精度の低い検査で、体の奥のほうにある膵臓がんなど、ほとんど見つけることはできません。見つけられたとしても、まず手遅れ状態です。

また、胸部エックス線検査でレントゲン写真に怪しい影が写ったときには、その肺がんはかなり深刻な事態になっています。

だから医者は、こういう検査を行っている人間ドックを受けようとしないのです。

人間ドックは、「命を奪う病気」からあなたを守る手段にならない

もちろん、人間ドックで病気が発見され、命を落とさずに済むケースもあります。

たとえば、肝機能が落ちているとか、痛風発作を起こす恐れがあるとか、骨密度が低いということを人間ドックを受けてはじめて知る人もいるでしょう。それらは、きちんと治療をすれば症状は改善します。

しかしこれらの病気は、もし人間ドックで指摘されなかったとしても、たいてい直接死に至る病ではありません。このような病気を短時間で見つけるには、人間ドックというシステムは機能します。

では、あなたが人間ドックを受ける目的は、ありふれた死なない病気を見つけることでしょうか？　そうではないはずです。

人間ドックを受ける人が一番恐れているのは、〝死に至るがん〟です。がんを手遅れにしたくないからこそ、「市町村の健康診断などよりも、もっと本格的な検査をしてくれそうだ」と人間ドックを選んでいるのではないでしょうか。

しかし、ありふれた死なない病気を見つけることは得意でも、**死に至るがんを早期に見つけるのは不得意なのが人間ドック**。もちろん、部位によっては幸運にも早期に発見されることもありますが、ほとんどの場合、人間ドックの検査で見つかるがんは相当進行していて、命を落とす可能性があるのです。

このことをはっきりと身をもって教えてくれたのは私の父です。医師である父は、六〇歳で勤務医を辞めたあと、人間ドックの病院の所長として働いていました。もちろん自分自身もその病院で毎年人間ドックを受けていました。しかし八三歳のとき、手遅れの胆囊がんで、発見から六か月後に亡くなりました。お腹が痛いので病院に行ってCT検査をしたら胆囊がんが見つかり、母校の北大で検査したところ、腹膜に広く転移して、手術すらできない状態と言われたのです。

その時、父はこう言いました。**「失敗した！　毎年CT検査をしておくべきだった。超音波（エコー）検査しかしなかった私がバカだった」**。

父は、手遅れなほどひどい胆囊がんを見つけることができなかった自分の病院の技師さんに対して、決して文句は言いませんでした。**腹部エコーでは、初期の胆囊がんどころか、進行した手遅れの胆囊がんさえ発見できない**ことを、父は知っていたからです。さらには、毎年CT検査をしていれば確実に早期に見つかり、死ぬことはなかったとも、よく知っていたのです。

実は父は、その二〇年前の六三歳のときに肺がんを克服しています。それで胸部は特別にCTで見ていたのですが、腹部はエコーで済ませていたのです。**肺のCTだけでなく腹部もCTで見ていれば、新しくできた胆嚢がんもかなり早期に発見できて、命を落とさずに済んだ**のです。残念でなりません。

父は自分の身をもって「患者さんたちにはちゃんと全身をCTで見てもらうように言わなきゃだめだぞ」と私に教えてくれたのかもしれません。

私がこの本を書こうと思った理由のひとつは、多くの人に、父のようになってほしくないと願っているからです。

さて、**突然死を引き起こす病気として、がんに次いで怖いのが心筋梗塞や脳卒中**。これらについても、人間ドックの検査ではあまりにも不充分です。**「異常なし」の検査結果を手にした翌日に心臓発作で亡くなる人も、実際に結構います**。

つまり、現状の人間ドックでやっていることは、多くの人が期待している「怖い病気を早期発見して命を救う」ことではありません。ありふれた死なない病気を見つけるほかは、「怖い病気が進行してしまったことを確認する」に過ぎないか、「怖い病気が進行し始めたことを見逃す」かのどちらかなのです。

このような人間ドックを、深く考えずに受け続けることには、大きく三つのマイナスがあります。

まず、**お金や時間がもったいない**。目的がかなわないことに貴重なお金と時間を使っているのですから。

次に、**かなわない目的のために受けた検査で被曝する**。私は医者ですから、やみくもに「放射線危険論」を唱えるつもりなどありません。しかし、意味もない被曝は避けたほうがいいに決まっています。

さらに重要なのは、**「見逃していることを見逃す」こと**です。

なんの検査も受けていない人が体調不良を感じたら、「どこか悪いのかもしれない」と疑うでしょう。そして、病院に行こうと思うはずです。

でも、「異常なし」の結果があれば、「この前、調べてもらったばかりだし大丈夫さ」と流してしまいます。本当は異常があるかもしれないのに。

さて、そろそろ、あなたは気づき始めたことでしょう。「そんなことなら、もしかしたら人間ドックなんて受けないほうがましなんじゃないか？」と。

残念ながら、そういう側面があるのはたしかなことなのです。

人間ドックの検査法の不思議

今回、本書を書くにあたり、私は、人間ドックを受けている人たちからいろいろ意見を聞いてみました。それらを振り返ってみると、多くの人が「今の人間ドックに大満足」とは思っていないことがよくわかります。みな、なにかしらの不安や疑問を抱えている様子なのです。


その一つが、ズバリ「検査法」について。

人間ドックではいろいろな検査が行われますが、受診者たちの検査に対する不安や疑問は以下の二点に集約されます。

「この検査で、本当に恐ろしい病気が早期にわかるのか？」

「この検査は体に害はないのか？」

前者についての私の答えは、**「早期にわかるものもあれば、わからないものもありま**

す。**重要な項目についてほど、わからないことが多いかもしれません**」。

後者については、「害になるものもあれば、ならないものもあります。被曝などの害が多いものに限って、受ける意味がないかもしれません」。

あまり皮肉なコメントをしたくないのですが、これが正直なところなのです。いずれにしても、検査法について、受診者の素朴な疑問が的を射ていることはたしかです。

ここで、多くの人間ドックで行われている代表的な検査とその是非について、私なりの意見を簡単にまとめておきましょう。それぞれ詳しいことについては後述しますのでそちらをご覧ください。

まず、基本的な**血液検査や尿検査は、毎年受ける価値があります**。健康で長生きしたいなら、血糖値やLDL値をコントロールすることは必須です。

また、肝臓や腎臓の機能も血液検査や尿検査で大まかにつかむことができます。そして、血液や尿を採取することで、体にはなんの害も及ぼしません。

たとえば、今はさまざまなサプリメントを服用している人も多いでしょう。しかし、安全と思っているはずのサプリメントで肝臓を悪くする人もたくさんいます。中には命を落とす人がいて、厚生労働省から注意するようにと通知がくるほどです。人間ドックの血液検査で、害が起きていることを知ることができます。

ただし、血液検査や尿検査でわかる病気は「緊急を要するものではない」ことがほとんどです。本来、これらの〝あまり重要でない病気〟を見つけたくて人間ドックを受けているわけではないでしょう。

人間ドックを受ける人が、人間ドックに求めているのは、がんをはじめとした、すぐに命に関わる病気の早期発見ですよね。

それらの検査について、人間ドックがどれほど効果があるか、整理してみましょう。

◎胸部エックス線検査＝効果ほとんどなし・被曝あり

胸部エックス線検査により被曝があります。しかし、効果もごくわずかです。ときに「心肥大」などの重要な病気の兆候が見つかることもありますが、肝心な肺がんは手遅れになるまでレントゲン写真には写りません。このことは医学的に証明されています。

◎胃部バリウム検査＝効果ほとんどなし・被曝かなりあり

意外と知られていないのですが、胃部バリウム検査の被曝量はばかになりません。胸部エックス線検査の一五〇〜三〇〇倍もの被曝をします。そのわりに効果は薄く、胃がんも食道がんも早期にはまず見つかりません。胃カメラという精度の高い検査があるにもかかわらず、それをせずにバリウム検査を続けることは、まったくナンセンスです。

◎腹部超音波（エコー）検査＝効果は少ない・害なし

一口に「腹部」と言っても、そこにはさまざまな臓器が存在しています。ただでさえ不鮮明な超音波画像では、ほかの臓器に隠れた奥のほうにある臓器のがんは見えません。太っている人は、さらに画像が見えにくくなります。また、腸のガスが判定の邪魔をします。とくに予後の悪い膵臓がんや胆管がん、卵巣がんなどを早期で見つけるのは難しい。また、これを行う技師の力量に大きく左右されるのです。

◎便潜血検査＝効果は少ない・害なし

尿を提出するのと同様、痛くも痒くもありませんから、受けること自体は止めません。痔疾には高い確率で反応しますが、大腸がんを早期で見つけることはまずできません。また、陰性でも大腸がんのことがあります。

このほか、突然死につながる心疾患を見つけるための**心電図**は、害のない検査ですから受けておくに越したことはありません。しかし、重篤な心疾患があっても心電図検査には異常が表れないことがあるので、これだけではまったく不充分です。

さて、ほかにも検査はありますが、これら代表的な検査について検証していくだけで、人間ドックの効果には「？」がついてきます。

人間ドックの結果を聞いても、多少のことだとそのまま放置する人が多い

検査法だけでなく、「結果報告」やそのフォローについても、受診者たちはさまざまな不満を抱いているようです。彼らは、実に示唆に富んだ指摘をしてくれました。

「いつも肝機能検査で引っかかるんですよね。でも、自分がどのくらい悪い状態なのか結果表からは把握できなくて、結局、毎年そのまま放置ですよ」

「乳がんのマンモグラフィ検査の結果に、石灰化とか書いてあったんです。石灰化ってどういうことなのでしょうか。がんじゃないならべつにいいけど」

「腎臓に小さな嚢胞があるとか言われました。どうやら再検査は必要ないらしいですが、〝様子見〟っていうのも不安なんですよね」

「悪玉コレステロールのLDLコレステロール値が高くて注意が必要となっています。注意が必要って、なにをどう注意していいのかわからないので、とくになにもしていません」

つまり、不安に思ったり、逆に強がって無視したりと反応はいろいろですが、**人間ドックを受けたみなさんは、結果を聞いたうえで「なにもしていない」**のです。これはいったい、どういうことなのでしょう。

本来、検査は受けることが目的なのではありません。結果を踏まえ行動してこそ意味があります。しかし、**「検査結果が送られてきたが、数値を見てもどこか他人事に思え**

る」「どっちつかずのコメントをどう解釈していいかわからない」「数値そのものの意味がわからないのでピンとこない」といった理由で、その結果は放置されています。

このように、多くの人が、せっかく人間ドックを受けているのに、その恩恵を受けられずにいることがよくわかります。

人間ドック側としては、「A」「B」「C」だの「異常なし」「要注意」「要精密検査」だのと区分けして、わかりやすくしているつもりなのでしょう。ところが、その伝え方がかえって混乱を引き起こしているようにも見受けられます。

今年、四三歳になる女性Rさんは、四〇歳になった年から毎年一回、人間ドックに入っています。オプションで婦人科検診も加えています。

Rさんは二年前に子宮頸がんの検査で引っかかり、「要精密検査」となりました。不安いっぱいのまま紹介された専門病院で詳しい検査を受けた結果、「まだがんではないが、異形成細胞がある」と指摘されました。その後、三か月に一回の検査を続け、半年前に「異形成細胞は消えましたね。今のところ大丈夫そうです」と言われました。

そして、今年の婦人科検診ではなにも異常を指摘されず、安心したような、不安が増したような気分になったといいます。

「今年は見落としがあったのでは？」

「二年前のあれはなんだったの？」

考えれば考えるほど不安になってしまって、Rさんは、もう一度、専門病院に行くべきかどうか悩んでいます。

結局のところ、受診者にしてみれば、人間ドックの結果報告は「不親切」に感じられるのです。

指摘を生かさない受診者たち

さて、ここまでは人間ドック側の問題点を指摘してきましたが、角度を変えて受診者のあり方についても考えてみましょう。

大手資材メーカーの営業部門に勤めるD氏は、もうすぐ五八歳。一〇年ほど前から人間ドックを受けていて、その度に高血圧を指摘されてきました。郵送されてくる結果表には、「一度、専門医に相談してください」という紙が毎度、同封されていました。

しかし、疲れが溜まると頭痛が起きるくらいで、ほかにはとくに自覚症状もなかったため、医者に行くことも生活習慣を変えることもしませんでした。

血圧の薬は一度飲み始めるとやめられないという話を聞いたことがあり（これは誤解です）、医者に行くのは気がすすみませんでした。また、仕事柄、接待などの外食も多く、暴飲暴食や睡眠不足は日常茶飯事でした。

そんなD氏に送られてきた今年の人間ドックの結果表には、新たに「要精密検査」という紙が加わりました。腎臓の機能に問題があるようです。びっくりして専門医を訪ねると、すでに腎硬化症が進行しているとのこと。「どうして、これまで高血圧を放置していたのか」と厳しく言われました。

しかし、D氏は高血圧が腎臓病に深く関与していることなど知りませんでした。そんなことは、人間ドックの結果表には書かれていませんでした。腎臓に悪影響を与えることを教えてくれたなら、もっと真剣に高血圧と向き合ったのにとD氏は悔やんでいます。

一〇年にもわたって人間ドック側が発していたシグナルは、D氏には正しく届いていなかったということになります。

もう一人、Mさんにも登場してもらいましょう。

Mさんは、有名百貨店に勤務する三七歳の女性です。三五歳になった年に会社から、節目年齢だから人間ドックに入るように言われました。そのとき、腹部超音波検査で「卵巣に嚢腫がある可能性」を指摘されました。ただし、はっきりしたことはわからないので、婦人科で精密検査を受けるようにということでした。

気になってインターネットなどで調べてみると、卵巣がんの可能性も捨てきれない感じです。その場合、かなり深刻だということがわかりました。

心配になったMさんが先輩女性に相談すると、「そういうことって、よくあるよ」と慰められました。

「私も以前、卵巣が腫れているようだって指摘を受けたけど、しばらく様子を見てたら治まったみたい」

先輩の言葉を拡大解釈して「自分も大丈夫」と思うようにしたMさんは、精密検査は受けませんでした。

それから二年。「もし、あれが卵巣がんだったら、とっくになにか症状が出てるはず。

やっぱり先輩の言うとおり大丈夫だったんだ」と胸をなで下ろしていたMさんは、仕事中に猛烈な下腹部痛に襲われて意識を失い、救急車で搬送されることになりました。

救急病院で検査したところ、卵巣嚢腫茎捻転を起こしていることがわかり、緊急開腹手術で片側の卵巣と卵管を摘出しました。良性の卵巣嚢腫が大きくなったため、卵巣を支えている部分がねじれ血流が止まり、卵巣が壊死してしまったのです。

最初に指摘を受けた段階で精密検査をしていれば、もっと軽いうちに治療ができ、卵巣摘出もまぬがれたでしょう。

D氏やMさんの例を見ていると、受診者側にもおかしなバイアスがかかっているように思えてなりません。

なぜか歪む、受診者心理

せっかく検査を受けていながら、その結果を放置してしまった人たちと話していると、どうやら、**もともと人間ドックに対する信頼感が培われていない**ように感じます。

「会社から言われているから受けているけど、人間ドックってあんまり好きじゃない」

「そもそも、自分の体についていろいろ言われたくない」

こんな「明確な否定派」もいますが、そこまではいかなくても、「自分から積極的に受診しているけど、その効果については全面的に信じてるわけじゃなく……」といった微妙な人も結構いるのです。

さて、あなたはどうでしょう?

人間ドックを受診している人たちの声を聞いていると、私はとても不思議な気分になります。普段は非常に理性的な判断を下せる人が、こと人間ドックについては、思考回路がブレブレもいいところなのです。「それでは人間ドックに入った意味がない」と他人には指摘できるのに、自分自身のこととなると彼らは違う判断をします。

一　検査方法にうっすらと不信感を持っているのに、そんなことには気づかぬふりで受診し続ける。

二　そうまでして受診した人間ドックの結果を、あまり真剣に聞こうとしないか、ちゃんと説明されないまま流してしまう。

三　さらには、「異常」を指摘されたときに、最適な選択をしないか、なにもせずに放置してしまう人さえいる。

四　そんな、まるで役に立たないことをしておきながら、「自分は人間ドックに入っているから大丈夫」と思い込みたがる。

おそらく「四」の部分で、多くの人たちにとって人間ドックは必要な存在なのではないでしょうか。あたかも、受診者と人間ドックは「共依存」しているかのように私の目には映ります。

しかし、「いろいろ問題はあるだろうけど安心させてくれるから、よし」としていられるのは、その人がなんだかんだ言っても自分は健康だと思っているからです。がんや心臓病などで余命幾ばくもない状況に陥っていないと信じているのです。

もう一度、あなたが人間ドックに入る本当の理由を見つめてください。今のままでいいはずがないということがわかるでしょう。

自分で自分に目くらましをしてはなりません。

「みんなで受けよう人間ドック」の落とし穴

人間ドックを必要とするのは、受診者ばかりではありません。企業には「福利厚生」の制度があり、これを大切にしているほど「いい会社」だとされます。

福利厚生が充実していれば国からも褒められるし、就職活動をしている学生からも人気が出ます。逆に、福利厚生を軽んじていたら、「ブラック企業だ」と叩かれてしまうことも多々あります。

休暇やさまざまな優待制度と並んで、福利厚生の重要な柱となるのが健康管理。もちろん、優秀な社員に病気になられては困りますし、「あの会社は社員の健康をないがしろにしている」などと後ろ指を指されては大変です。そうしたこともあって、企業は補助金を出して、社員に人間ドックに入るように推奨しているのです。

さらに、社員に仕事に没頭してもらうためには、その家族の健康も大事です。だから、大企業ともなると、社員本人のみならず配偶者の分まで補助金を用意します。

「会社から言われているから、そろそろ人間ドックに入るか」

「私の分も安くなるなんて助かるわ。私も一緒に行くわ」

こうして、三〇代から七〇代まで幅広い年代の男女が、日本中で人間ドックの検査を受けています。

それにしても、この大ざっぱさはどうでしょう。**三〇代の男性と七〇代の女性では、心身の状態はかなり違うのに、ほぼ同じ検査を行っているのが人間ドック。**そこでは、最大公約数が幅をきかせています。

でも、こと医療において、怖い病気の早期発見において、最大公約数をメドにしていたらまずいのです。あなたは、隣の人と同じ病気にかかるわけではないのですから。

二人に一人がかかる!? 現代の「怖い病気」はがん

あなたはいったい、自分がどんな病気にかかると予測しているでしょうか。

時代によって、人々が恐れる病気は変わっていきます。

かつては、感染症の撲滅が世界の最大課題でした。

一四世紀のヨーロッパでは、ペストの大流行で人口の三割近くが命を落としたと言われています。罹患すると皮膚が黒くなり致死率も高かったことから、ペストは「黒死病」と呼ばれ恐れられました。

二〇世紀に入ってからも「スペイン風邪」の大流行があり、五〇〇〇万人ほどが亡くなったとされています。最初の情報がスペインから発せられたためにスペイン風邪と呼ばれましたが、病気自体はアメリカから起きました。これは、人類が遭遇した最初のインフルエンザ・パンデミックだったろうと思われます。

これら感染症が流行れば、体力のない子どもや高齢者が最大の犠牲者になります。生まれたばかりの赤ちゃんや幼い子どもが亡くなることで、平均寿命を著しく押し下げていた時代です。こうした現象は、貧しい発展途上国で今も見られます。

かつての日本では結核が大問題で、「国民病」「亡国病」などと言われ恐れられました。今でこそ結核は治る病気になりましたが、当時、結核と診断されることは死の宣告に近いものでした。栄養状態が悪ければ悪化しやすく、正岡子規、石川啄木、樋口一葉など、赤貧に苦しんだ有名人が若くして命を落としています。

しかし、第二次世界大戦後に結核予防法が施行され、治療薬としてストレプトマイシンが用いられるようになると、劇的に患者が減りました。

やがて、結核を押さえ込んだ日本人の死因第一位は脳卒中となりました。脳卒中には、血管が詰まる「脳梗塞」と、血管が破れる「脳出血」があります。以前は圧倒的に脳出血で命を落とす人が多かったのですが、その原因が高血圧にあるとわかり、減塩が叫ばれるようになった一九六〇年代からは脳出血は激減し、代わって脳梗塞が増えていきます。

いずれにしても、**日本人の死因トップは長く脳卒中だったのが、やがてがんと心疾患そして肺炎に抜かれます。とくにがんの激増ぶりは凄まじいものがあります。**

年間の死亡数で見ると、がんで約三七万人、心疾患で約一九・五万人、脳卒中で約一一万人、肺炎で約一二万人が亡くなっています。

国立がん研究センターがん対策情報センターの発表によれば、生涯でがんにかかる確率は男性で六〇パーセント、女性で四五パーセント。がんで死亡する確率は男性で二六パーセント、女性で一六パーセントだそうです。

つまり、**日本人の二人に一人ががんにかかり、四人に一人ががんで亡くなる**ということです。現代において、がんは非常にありふれた病気となっています。

●主要死因別死亡率の長期推移
（人口10万人対）

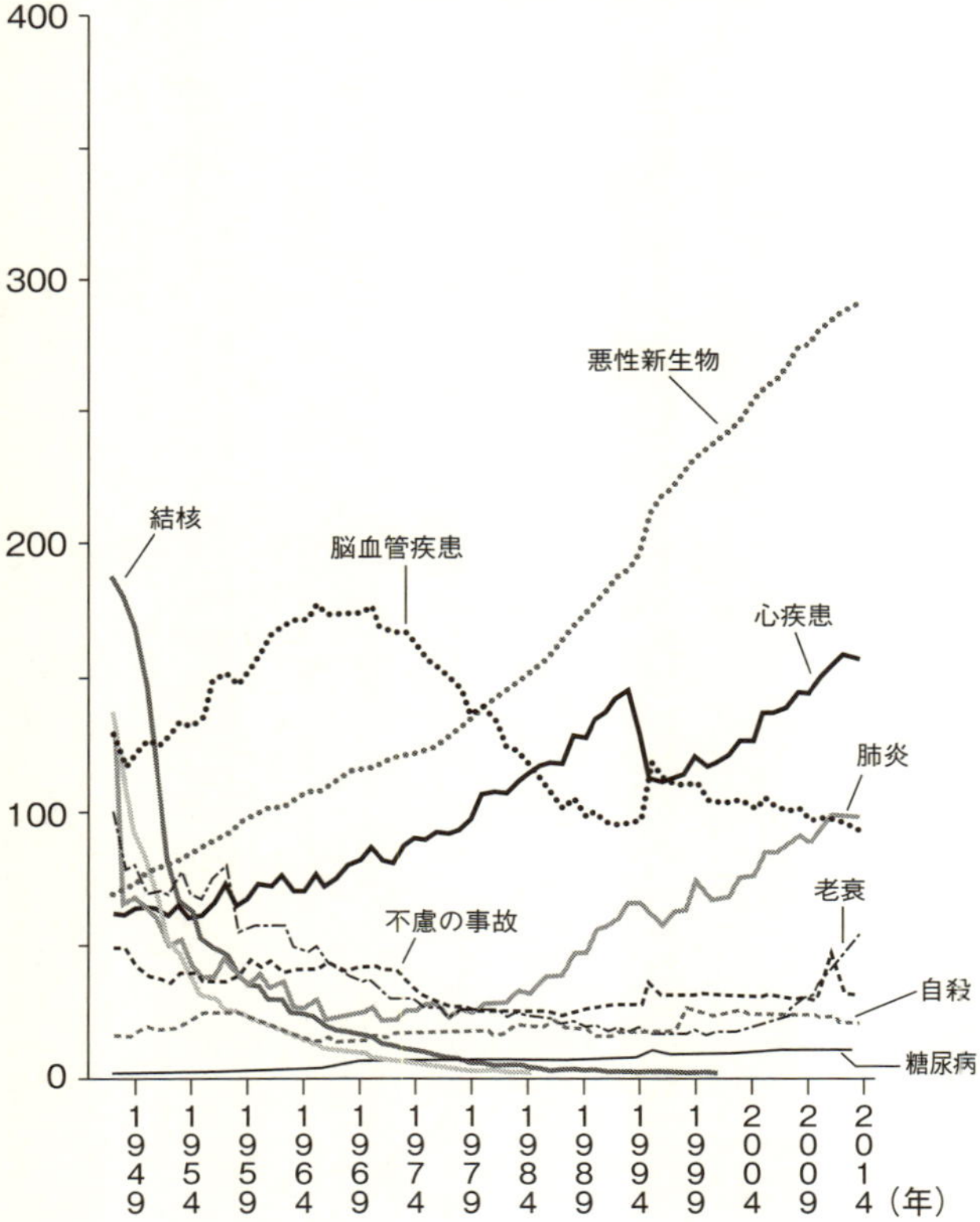

厚生労働省「人口動態統計」より

それでも、がんにかかった人の多くが言います。

「まさか、自分ががんになるとは思っていなかった」

そんなこと、想像したくもないということでしょうか。逆に言えば、それだけがんは怖い病気なのです。

どんながんが増えているのか

ここで、我が国におけるがん事情を、もう少し詳しく見てみましょう。

43〜44ページに載せたのは、国立がん研究センターがん対策情報センターが公表したデータです。**新たに罹患する数で見れば、男性は胃がん、女性は乳がんがトップです。**

しかし、**死亡数となると変わってきて、男性は肺がん、女性は大腸がんがトップとなります。**そして、それらがんによる死亡者は年々増え続けています。

45ページのグラフは、厚生統計協会によって、一九七〇年から一〇年ごとになされている調査結果です。これを見れば、**肺がんや大腸がんによる死亡者がどれほど激増しているか**わかるでしょう。

戦後ずっと、日本人のがんといえば胃がんでした。しかし、四〇年にわたって大きな増減はなく、女性では死亡数が減少しています。さらに、その大きな原因がピロリ菌にあることが突き止められたため、今後は減っていくでしょう。

それよりも、男性の肺がん、女性の大腸がんに注目してください。これらは男女問わず、恐ろしい勢いで激増しています。大げさではなく、肺がんや大腸がんで日本人がばたばたと死んでいるのです。

このことから明らかなのは、少なくとも**肺がんや大腸がんを治療可能な〝早期〟に見つけるチェックシステムが、日本ではまったく機能していない**ということです。この状況に甘んじていたら、二〇二〇年のデータがどんな数字をはじき出しているか、考えただけで恐ろしくなります。

40ページのグラフが示しているのは、がん（悪性新生物）の罹患率ではなく死亡率の変化です。

罹患率を下げるには、それぞれのがんの原因を突き止め、根本的な生活習慣などから改めていかねばなりません。それには膨大な時間がかかるでしょう。一方で、発がん性

●部位別がん罹患数［2010年］

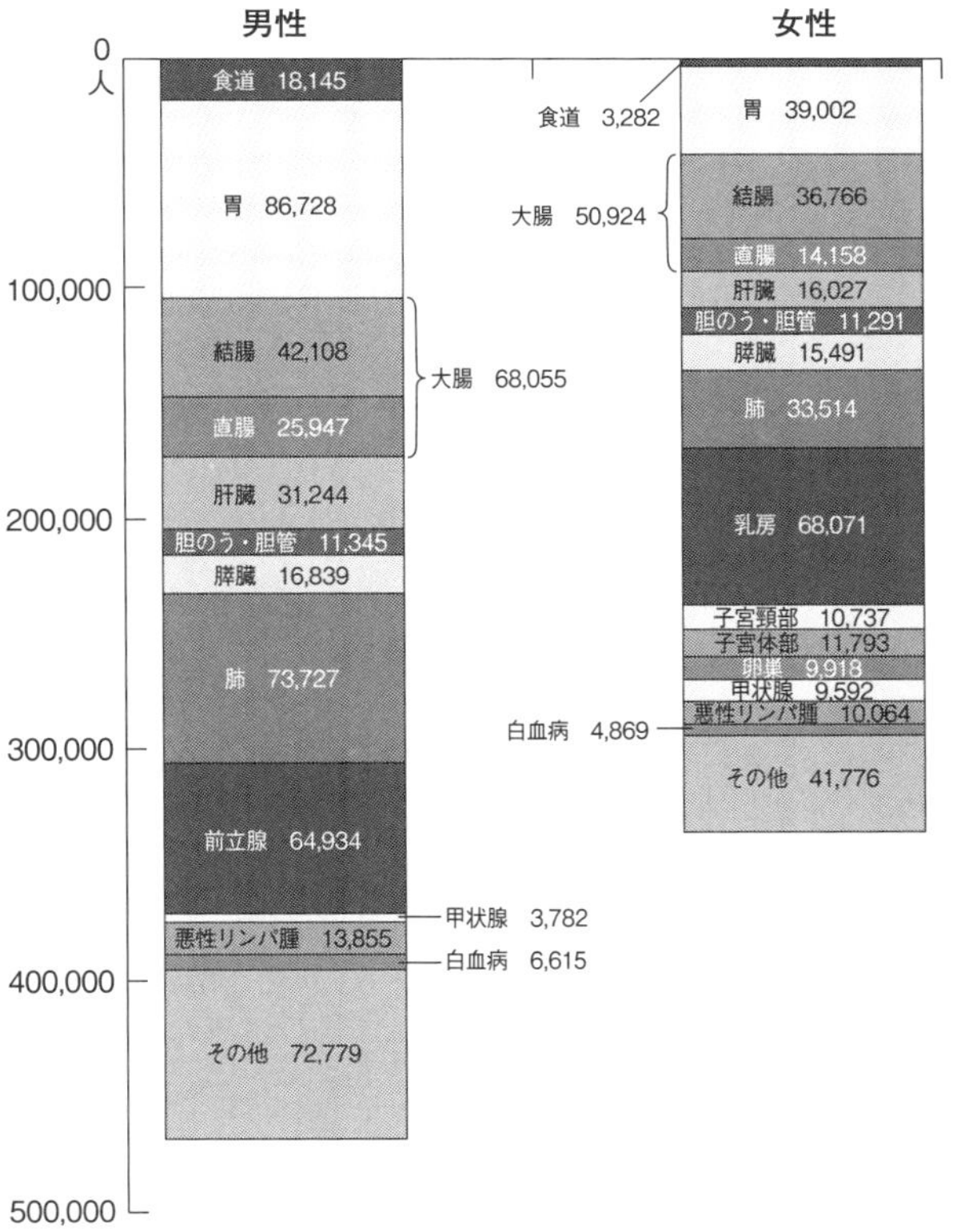

独立行政法人国立がん研究センターがん対策情報センター資料より

●部位別がん死亡数［2012年］

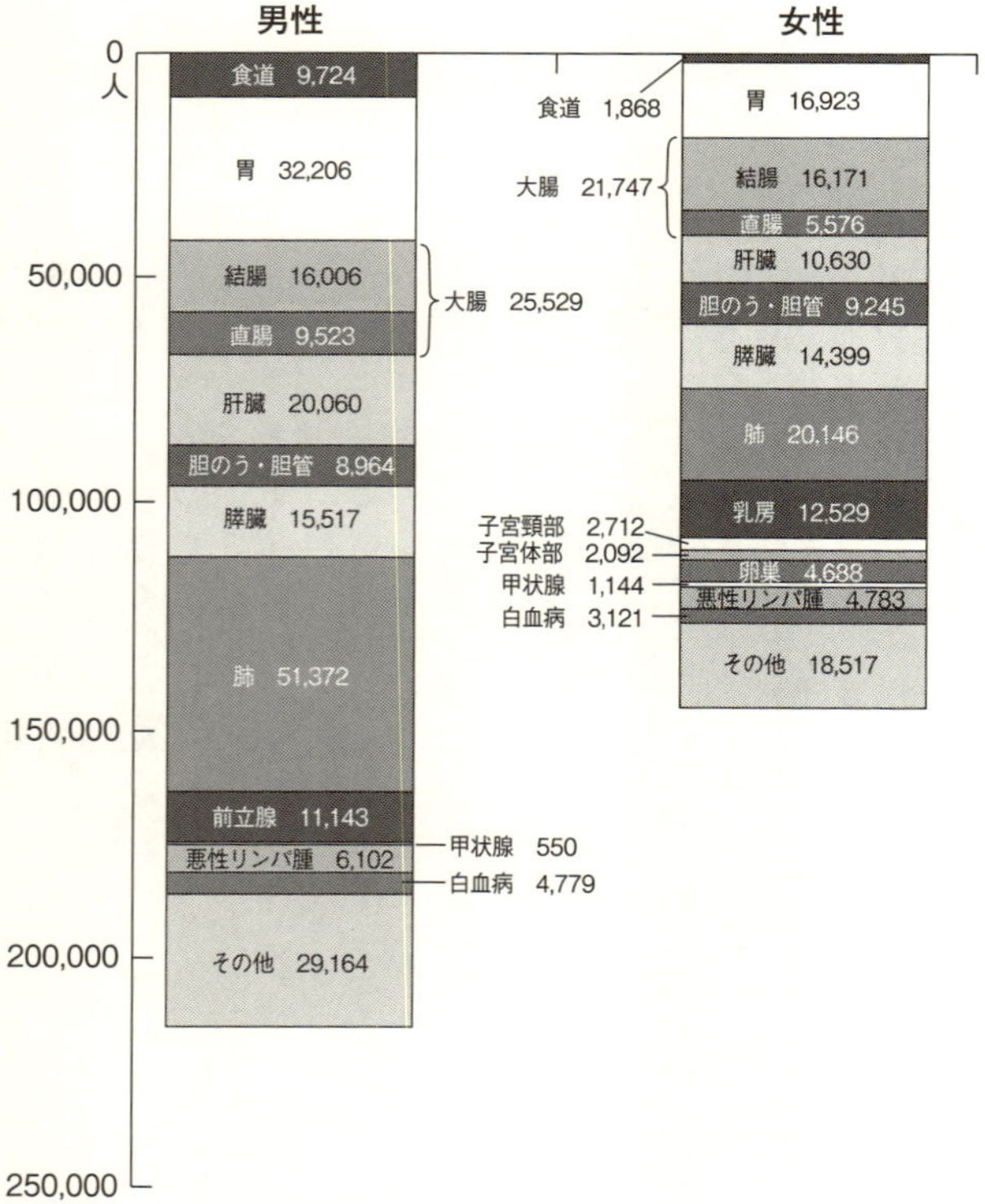

独立行政法人国立がん研究センターがん対策情報センター資料より

●主ながんの部位別死亡数

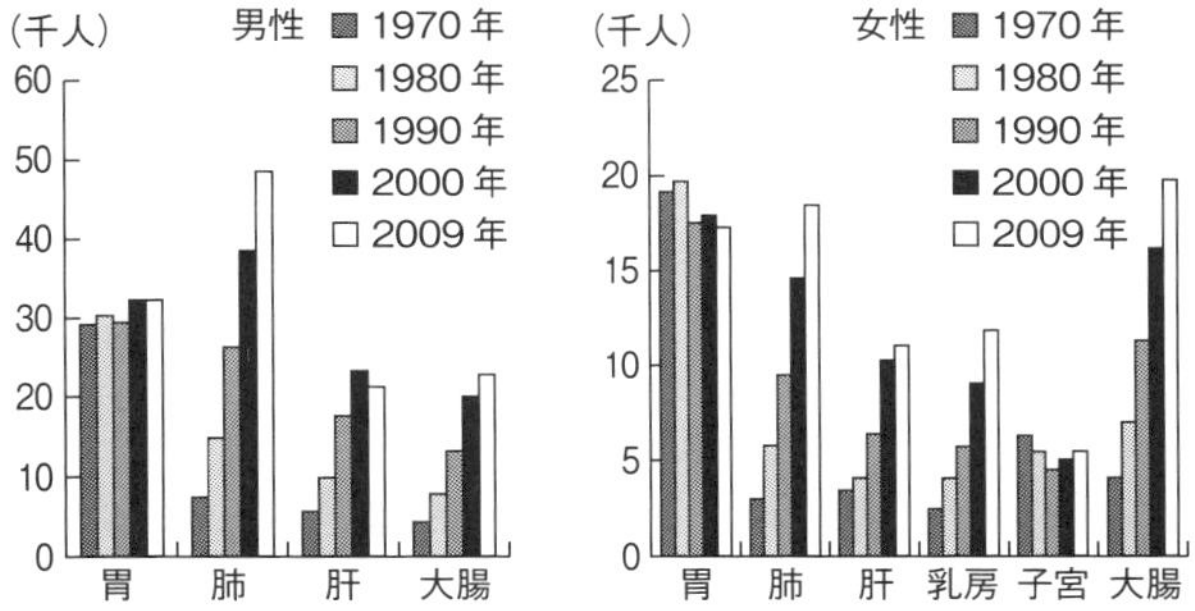

厚生統計協会編「図説国民衛生の動向 2010/2011」より

が疑われる化学物質の使用は増え、大気汚染も進んでいます。だから、これからもがんの罹患率が上昇の一途を辿るであろうことは容易に想像がつきます。

しかし、死亡率までこんなに上昇させていていいのでしょうか。がんが増えているというなら、それを早期に見つけて治していくことを、私たちはなんとしてもやっていかねばなりません。

そのために、**今の人間ドックの検査ではあまりにも心許ない**のです。

心疾患、脳卒中……。血管系疾患の予防がいかに大事か

もちろん、がんだけでなく、心疾患や脳卒中にも注意を払わなければなりません。これらの病気は、高齢者だけでなく働き盛りの人をいきなり襲います。いわゆる突然死は、多くが心疾患や脳卒中によってもたらされます。

心疾患で最も恐ろしいのは、心臓に栄養を送る冠動脈が詰まってしまう「心筋梗塞」です。

サッカー選手の松田直樹さん、消しゴム版画家のナンシー関さん、ドカベンこと香川伸行さんなどが、まだ若くして心筋梗塞で突然、亡くなりました。

脳卒中は、血管が詰まる「脳梗塞」と、血管が破れる「脳出血」に大別されます。

血管が詰まる脳梗塞は、たとえ命拾いしても後遺症が残ると大変です。最近では、元ジャイアンツ監督の長嶋茂雄さん、歌手の西城秀樹さん、タレントの磯野貴理子さんも脳梗塞にかかったことを公表しています。

脳出血ではくも膜下出血が増えていて、料理研究家の小林カツ代さん、元水泳選手の木原光知子さん、俳優の田宮二郎さんら、多くが働き盛りに亡くなっています。

脳梗塞にしろ、くも膜下出血にしろ、発作を起こす前に、いかに手を打つかが重要です。破れそうな血管の瘤があったら、今なら手術をせずに、その瘤にコイルを入れるだけで治せます。それができなければ、手術で脳動脈瘤が破れる前にクリッピング処置などを行う方法もあります。詰まりそうな血管の狭窄があったら、詰まる原因となる血栓を生じにくくする薬で、脳梗塞を予防できます。そのためには、**脳の血管がどうなっているかを見るしかありません。しかし、人間ドックではそれをやりません。**

「血圧が高いから血管に負担がかかっている可能性がありますよ」

「コレステロール値が高いから、心筋梗塞や脳梗塞に注意が必要です」

だから、血圧やコレステロール値を下げましょうと喚起されて終わるのです。

しかし、こうしたことには個人差があり、血圧が一八〇あっても血管が破れない人もいますし、一三〇で破れてしまう人もいます。**血圧やコレステロール値は、あくまで補助的情報**に過ぎません。

私は血圧が高く、普段から降圧剤を飲んでいます。高血圧を放置して脳の血管が破れてしまっては大変。たとえ命が助かったとしても、重い後遺症を抱えて寝たきりになる可能性もあります。

そうなったら、私のクリニックは閉院しなければなりません。たくさんの患者さんを困らせることになるし、なにより私が困ります。家族は、収入がない中で私を介護しなければならないという、大変な状況に追い込まれてしまいます。

だから、私は、**血圧のコントロールだけでなく、MRI検査で「脳の血管を直接見る」**ことをやっています。

信じていいのか？　人間ドック学会の〝甘い〟新基準

二〇一四年四月、日本人間ドック学会が、血圧やコレステロール値などについて独自の新基準を打ち出しました（正確には、日本人間ドック学会と健康保険組合連合会による小委員会の新しい基準です）。

これに対し、日本医師会、日本高血圧学会、日本動脈硬化学会が、患者さんに対して注意喚起を促す声明を出しました。要するに、「そんなの信じるな」と言ったわけです。

たとえば、血圧について、日本人間ドック学会は新たに、収縮期血圧（上の血圧）一

●日本人間ドック学会による新基準

		従来値（男女共通）	新基準	
			男性	女性
血圧	収縮期血圧	130未満	88～147	
	拡張期血圧	85未満	51～94	
体格指数（BMI）		25未満	18.5～27.7	16.8～26.1
γ-GTP		0～50	12～84	9～40
総コレステロール		140～199	151～254	（30～44歳）145～238
				（45～64歳）163～273
				（65～80歳）175～280
LDLコレステロール		60～119	72～178	（30～44歳）61～152
				（45～64歳）73～183
				（65～80歳）84～190

四七、拡張期血圧（下の血圧）九四までを「正常だ」としました。
それに対して日本高血圧学会は、あくまで許容できるのは収縮期血圧一四〇未満、拡張期血圧九〇未満であり、さらに、それぞれ一二〇未満、八〇未満を最も望ましい「至適血圧」とすることは変わらないとする立場を表明しました。

コレステロール値についても同様で、日本動脈硬化学会は、日本人間ドック学会が示した新基準を否定しています。

これによって、まさにダブルスタンダードが生じたわけです。患者さんは振り回されるばかり。動揺が広まったのは言うまでもありません。

とくに問題なのは、**「この数値が正常値なら、自分は病気じゃなかったんだ」と、勝手に通院や服薬をやめてしまう人が続出した**ことです。それで病気が悪化したり、不幸にして亡くなったりしても、誰も責任をとってはくれません。

やはり人間は、「自分はどこも悪くない」と思いたいし、「大丈夫ですよ」と言ってくれるほうを信じたくなるのでしょう。しかし、怖い病気の芽を早く摘み取ろうと考えているなら、基準を甘くしていくというのはまったく理にかないません。

日本人間ドック学会が新たに示した数値は、「これまで人間ドックを受けた人の中で、健康と考えられる人が、どのくらいのところにいたか」に基づいています。つまり、「今の段階で健康な人の血圧やLDLコレステロールなどの上限値が、どこにあるか」について彼らは述べているのです。**将来、脳卒中や心疾患に襲われるかどうかまでは考慮していません。**

しかし、ここで考えなくてはならないのは、**「問題は、血圧やコレステロールの数値そのものではない」ということ。高血圧自体、脂質異常症自体で死ぬことはありません。それによって血管がやられてしまうから怖い**のです。

各学会の基準値は、そうしたことを踏まえてさまざまな医学的研究を重ねたうえで、「高血圧の治療を受けるべき数値」「LDLコレステロールのコントロールをすべき数値」を示しています（注：コレステロールといっても、善玉や悪玉など種類があります。「LDLコレステロール」というのは悪玉コレステロールで、動脈硬化を引き起こす危険因子なのです）。

人間ドックを受ける人は、「前もって怖い病気の芽を摘みたい」と考えていますよね。

であるなら、そこでの基準値は、従来のものより厳しいくらいでいいはずなのです。「一般的には、LDLコレステロール値は一三九までOKとされているけれど、将来的なことを考えたら一二〇までに収めるようにしましょう」

これが人間ドックのあるべき姿のはず(私はLDLコレステロール一四〇以上の人には、冠動脈CT検査をして、異常があれば下げる薬を飲みましょうと言っています)。

ちなみに、この日本人間ドック学会の新基準値設定は、健康保険組合連合会との合同作業であったことが憶測を呼んでいます。

みなさんご存じのように、日本の医療制度はかなり予算が逼迫しています。にもかかわらず、病院には毎日たくさんの患者さん(多くは高齢者)が詰めかけ、少ない自己負担金で治療を受け、薬を受け取っています。そのうち、日本で最も患者数が多い疾患は高血圧で、その数は治療を受けている人だけで九〇〇〇万人を超えています。

今回の日本人間ドック学会の新基準値に照らせば、日本全国の高血圧患者、脂質異常症患者が相当な数減るでしょう。それは、そのまま医療費の削減につながるといっていいでしょう。

患者さんが減るのは、医者にとっては嬉しいことではありませんが、もしかしたら、人間ドックの経営者や健康保険組合にとっては嬉しいことかもしれません。

人間ドックはもともと、病院と違って「健康な人が入るもの」という前提で成り立っています。だから自費負担なのです。

私たち医者にとって、病院に来る人は「患者さん」だけれど、人間ドックにとって受診者は「お客さん」です。そのお客さんが、来年もお客さんでいてくれるためには、「患者さん」になられては困るはず。一度、「患者さん」として病院に通い始めれば、健康保険組合の出費が発生しますし、人間ドックにとっては「お客さん」として行く機会は確実に減るでしょう。

一般的に考えると、**病院も人間ドックも同じような医療機関に見えますが、その立ち位置は微妙に違っている**わけです。

「本当に見つけてほしいがん」を見つける検査は、費用がかかる

詳しくは後述しますが、一口にがんといっても、その性格はさまざまです。たとえば、

●男性のがん部位別5年相対生存率[2003~2005年]

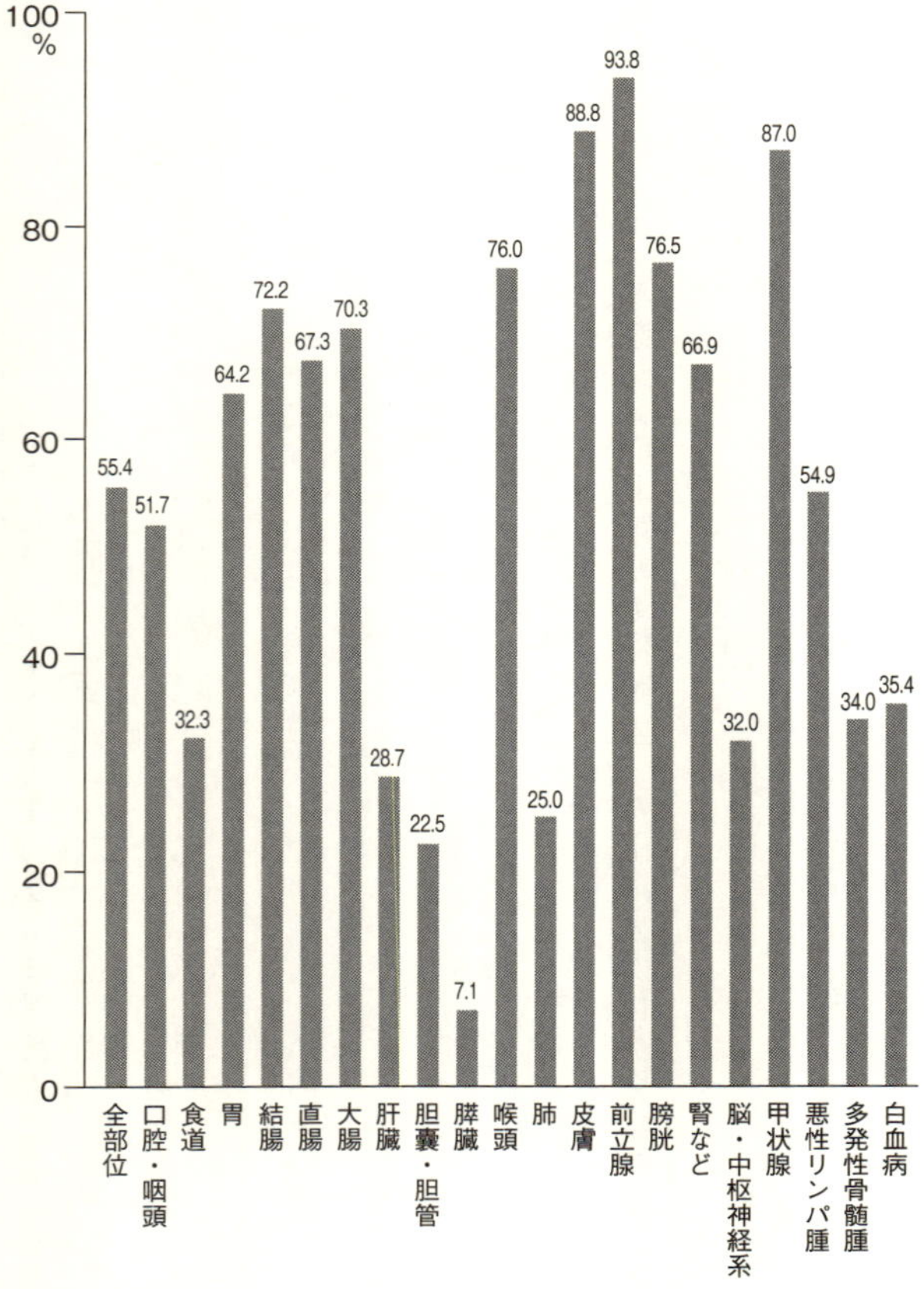

独立行政法人国立がん研究センターがん対策情報センター資料より

●女性のがん部位別5年相対生存率［2003～2005年］

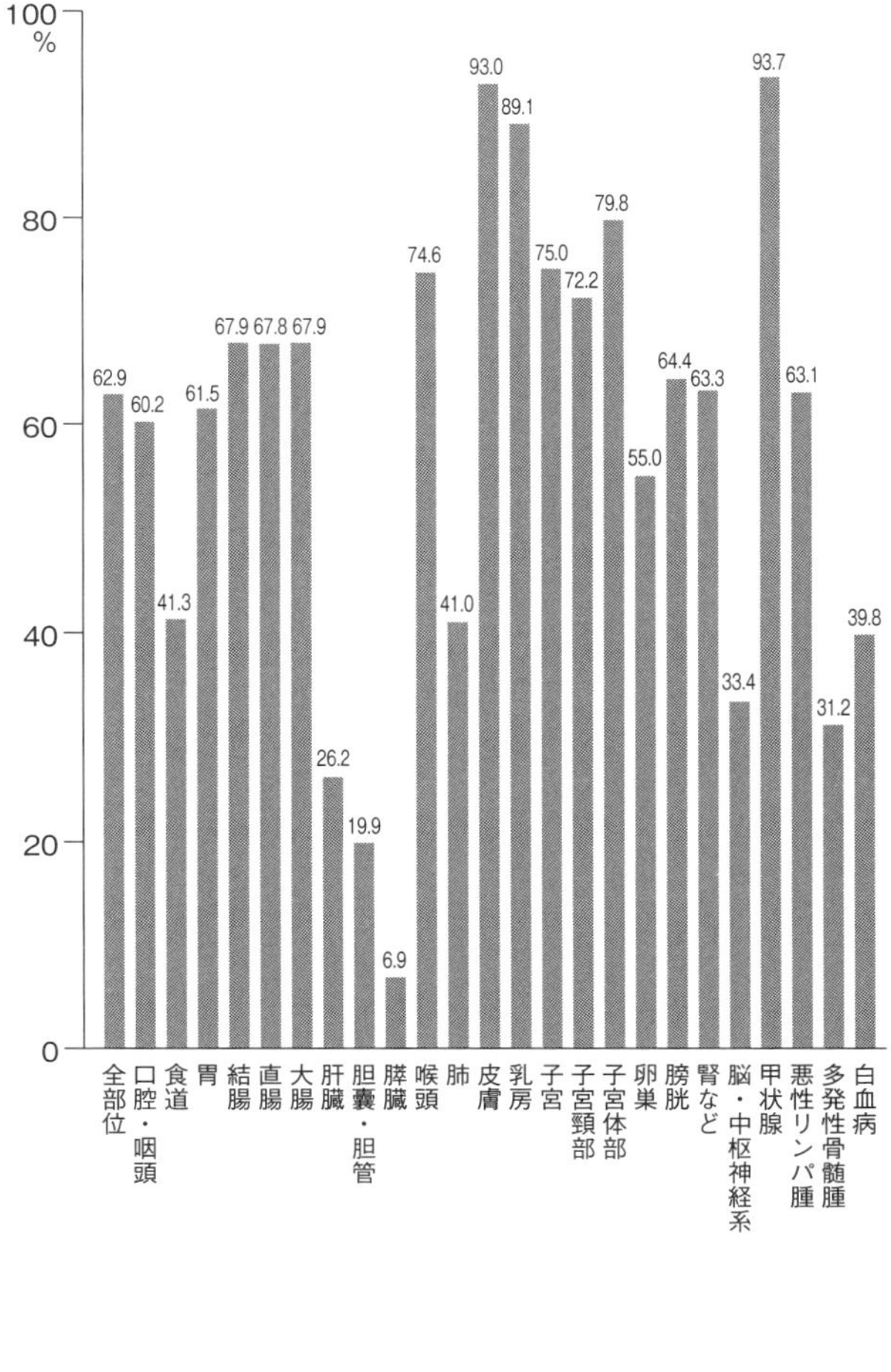

男性特有の前立腺がんは進行が比較的遅いし、女性に多い甲状腺がんは予後がいいことで知られています。

一方で、**五年生存率が極めて低いのが膵臓がん**です。こうした数字を見ると、「膵臓がんにかかったら絶望的だ」と思ってしまうのも当然です。

国家上級公務員として、ある省庁で働いていた男性C氏は、五八歳になった夏に疲れやすさを感じました。食欲もなく、なんだか胸のあたりがつかえるような感じもします。しかし、春に受けた人間ドックではとくに異常はなかったため「夏バテしたか」と思っていました。

ところが、ある朝、黄疸が出ているのに驚き、近所の大学病院に駆け込みました。一日中あれこれ検査されたあげく、告げられたのが「進行した膵臓がんの疑い」でした。まさに青天の霹靂だったそうです。C氏は気丈に病気と闘いましたが、告知から半年もしないうちに亡くなりました。

ほかにも胆嚢・胆管がん、食道がん、肝臓がん、肺がんなどの五年生存率が低くなっています。

しかし、こうしたがんでも、早期に見つければ確実に治すことができます。**これらのがんは特別にタチが悪いというより、特別に見逃されやすいのです。問題なのは、これらのがんを早期に見つける検査がなされていないことなのです。**

なぜこれらのがんを見つける検査が、あまりなされていないのでしょうか。そういう検査はよほど苦しいからでしょうか。それで、受診者のことを考えてやらないのでしょうか。……いえ、そうではありません。費用がかかるからなのです。

前述したように、人間ドックでは腹部超音波検査が行われています。膵臓がん、胆囊・胆管がん、肝臓がんなどが発見されるとしたら、腹部超音波検査によってでしょう。しかし、**腹部超音波検査で発見されるとしたら、そうとう進行してからのがんです。**実際にC氏も、かなり進行した膵臓がんでありながら、三か月前の人間ドックで見逃されています。前述したように、私の父も腹膜にまで転移した胆囊がんを発見できず、わずか六か月で亡くなりました。

これほど頼りない検査が、人間ドックでは相変わらず行われているのです。これは、腹部超音波検査が、医者でなく主に技師が行っているということも大きな理由でしょう。

また、激増している大腸がんは、大腸内視鏡検査を行えば確実に早期で見つかります。にもかかわらず、便潜血検査なる前時代的なことが行われています。

大腸内視鏡検査は、肛門からカメラを入れて、直腸、S状結腸、下行結腸、横行結腸、上行結腸、盲腸と、食べた物が出て行くのと逆の順序で見ていくことになります。それは真っ直ぐな道のりではなく、折れ曲がった腸の中を上手にすり抜けていくためにかなりの技術がいります。危険もともないますし、もちろん、病変を見つける眼力も必要です。

そうした**高い技術を有する医者を雇うにはお金がかかります。だから、検査項目に入っていない**のです。

食道がんや胃がんも、胃カメラで直接見るのが一番です。しかし、これも経験を積んだ医者でなくてはできません。

一方、胃のバリウム検査の場合、やはり医者ではなくレントゲン検査技師が行うことができます。**技師は医者よりも安いお金で雇うことができるため、人間ドックの経営者は、はっきり病変が捉えられる胃カメラよりも、精度の落ちるバリウム検査を導入する**

ことになる……という面があることは、否定できないのではないでしょうか。

もちろん、そこで働いている人たちはみな一生懸命やっています。目の前にいる人に悪い病気があれば、一刻も早く見つけてあげようと思っているのは間違いありません。

しかし、彼らとて、最新の武器がなければ戦いようがないのです。

そこそこのコストであらゆる病気を早期で見つけるという、「そもそも無理なこと」を求められている部分が、人間ドックにはあるのです。

「毎年人間ドックに入っていたのに、手遅れのがんが見つかるなんて」と後悔させない！

私が医者になって三六年が経過しました。その間、膨大な数の患者さんと接してきて、「人間にはツイている人と、そうでない人がいるな」とつくづく感じています。

人の運・不運と言えば、一般的に想像されるのが経済的なことでしょう。一回買っただけの宝くじで五億円が当たった人は、超ツイている人。建てたばかりのマイホームが火事で焼けてしまった人はツイていない人。

しかし、こうしたこともすべて「命あっての物種」です。私が思う運・不運は、そういうものではありません。

命を奪う怖いがんを早期で見つけ、完治させることができた人は最高にツイている人。対して、本来であれば治すことができたがんで命を落とした人はツイていない人。たくさんの患者さんを目にしてきた経験から、私はそう実感しています。

もっとも、健康面の運・不運については、宝くじのそれとは違います。少なからず、自分で〝ツキ度合い〟を変えることができるのですから。あなたは、自分で自分を〝ツイている人〟にしてあげなくてはなりません。

アップル社を創業したスティーブ・ジョブズ氏は、働き盛りの五六歳でこの世を去りました。原因は膵臓がんと言われていますが、実際には膵内分泌腫瘍だったようです。正確に言えば、膵臓がんとは少し違うのですが、悪性度が高いことから膵臓がんに準じた扱いをします。

そんな病気にかかったこと自体は不運ではあるけれど、彼の場合、本当は幸運者になるチャンスがありました。悪性度は高いとは言え、膵内分泌腫瘍は、一般的な膵臓がんよりも進行が遅く、適切な治療を受ければ五年生存率もかなり高く推移します。

しかし、肝臓やリンパ節に転移しやすく、一刻も早く手術で切除するべきなのは言うまでもありません。それが、不運を幸運に変える唯一の方法でした。

ところが、なぜか彼は免疫療法や食事療法に頼り、手術を薦める周囲の声に耳を貸さなかったようです。九か月もしてからようやく、病巣が大きくなっていると確認され、ごく親しい人たちだけに告げ、手術を受けたそうです。

彼は、自分の体にメスを入れることを極度に嫌がっていたようですし、膵内分泌腫瘍と聞いて少しのんびり構えてしまったのかもしれません。しかし、返す返すも、この九か月が悔やまれます。

結局は肝臓に転移し、もはや手の施しようがないとわかってから、肝移植をはじめとしたさまざまな治療を試みたのですが、結局は功を奏しませんでした。なんとも中途半端なことをしてしまった感が否めません。

あれだけの才能の持ち主ですから、生きていればもっとやりたいことがたくさんあったでしょう。

もっとも、それはスティーブ・ジョブズ氏に限ったことではありません。私たちごく平凡な一人ひとり、みな同様です。

一〇〇歳を越えたようなお年寄りに話を聞くと、たいていの人が「**長く生きていればいいことがたくさんある**」と言います。人生の先輩たちの言うことなのですから、たしかにそのとおりなのでしょう。

だとしたら私たちは、それをかなえるための努力をしなくてはなりません。大事な命に関して「ツイている人」になれるかどうかを、人まかせにしないでください。

人間ドックで、言われるがまま、与えられたままの検査を受けているのではなく、最大限いい方法を調べ、それを受けてください。

「毎年人間ドックに入っていたのに、手遅れのがんが見つかるなんて、ツイていない。悔しいなあ」

こんな言葉を、あなたの口から聞きたくなくて、私は本書を書いています。

次の章では、現在行われている人間ドックの現状について、医者の目から、より具体的に説明していきます。これまで述べたことと重なる記述も出てきますが、それは何度でも強調しておきたい部分なのだとご理解いただき、深くあなたの胸に刻んでください。

第2章

人間ドックがあてにならない、これだけの理由

「がんを早期に見つける」という目的を、そもそも人間ドックは果たしていない

「これほどのヘビースモーカーなんだから、肺がんはあり得るよね」

「強いお酒を飲んでいると、喉《のど》のあたりのがんになりやすいんだって」

「私はすぐ胃が痛くなるから、胃がんには注意しようと思っています」

がんになるなんて絶対に嫌だけど、「もし自分がかかる可能性があるとしたら、○○がんだろう」ということまでは、たいていの人が想像したことがあるはずです。

しかし、この予想を裏切り、考えてもみなかった部位のがんにかかり、「なんで？」とショックを受けるということがよくあります。

アメリカの人気女優アンジェリーナ・ジョリーさんが、遺伝性乳がん（家族に乳がん罹患者が複数おり、とくに遺伝子の関わりが深いタイプ）の発症を恐れて、乳房切除手術を受けたことは記憶に新しいでしょう。彼女のケースのように、まれに遺伝が強く関与するがんもありますが、多くの場合において、それは突発的にやってきます。

絶対にないのは、男性の子宮がんと卵巣がん、女性の前立腺がんだけ。自分の体に備

わった臓器なら、どこにがんが発症してもおかしくありません。

「どうして、この私が肺がんなの？」

「よりにもよって、なぜ俺が膵臓がんに？」

絶対的な発症原因というものがわかっていない現在、がんに「かからないようにする」というのはまだまだ無理。しかも、日本人の二人に一人ががんになる時代です。だから、がんで死なないためには、いかに超早期で見つけて治療するかが重要なのです。

医学は驚くほど進歩して、以前だったら助からなかったがんでも、本当に早期に発見すれば治癒が望めるようになりました。また、早期であればあるほど手術で切る範囲も小さくなるので、生活の質も落とさずに済みます。

そういう事態を期待して人間ドックに入るのに、実際には、思ってもいなかった部位のがんが、ある程度進行してから見つかることが多いのです。

人間ドックでは、貧血や痛風や高血圧など、ありふれた〝死なない病気〟も見つかります。私のクリニックにも、人間ドックで血糖値の高さを指摘されてやって来る患者さんは多くいます。それはそれで、悪いことではありません。でも、それが目的で人間ドックを受けているのではありませんよね。こうしたことは、あくまでおまけです。**人間ドックに入る一番の理由は「がんで死なないため」**です。しかし、**人間ドックでがんが発見された場合、その後どれほど最先端の治療を受け、本人が前向きに取り組んだとしても、命を落とす人が後を絶ちません。**

もう一度、40ページのグラフを見てください。日本人の多くが、がんで死んでいます。日本は他国と比べて健康に対する国民の意識も高く、がんで亡くなった人たちのかなりの割合が人間ドックや市町村の検診できちんと検査を受けていたはずです。それなのにがん死の激増に歯止めがかからないということは、少なくともがんについては人間ドックはあまり役に立たないということになります。

つまり、人間ドックはそもそも目的を果たしていないのです。

検査項目が中途半端。がんの早期発見の手順としては、本来やるべきことと逆!?

あらゆる病気において、検査は重要な意味を持っています。専門分野はなんであろうと、医者はみな、検査の必要性を理解しています。だから、「怪しいな」と思ったことについてとことん検査をします。

たとえば、「最近、動悸がするんです」と訴えられた循環器専門医であれば、一般的な心電図、負荷心電図、超音波検査など、患者さんの状態に合わせ、原因や病状がはっきりわかるまで検査を極めていきます。それは、「心臓について徹底的に調べなければならない」とわかっているからできることです。

しかし、人間ドックに来る人のスタンスは、「今はとくに自覚症状はないけれど、全体的に調べてほしい」というものです。それに対して〝検査を極めよう〟としたらきりがありません。だから、自ずと中途半端な検査項目にならざるを得ないのです。

問題なのは、受診者が最も期待しているがんの早期発見について、中途半端になっていることです。

これが糖尿病なら、人間ドックで行うスクリーニングの血液検査でまず引っかかります。「ＨｂＡ１ｃ（ヘモグロビン・エイワンシー）」（糖尿病を発見するための最重要検査）が基準値よりも高ければ、「要精密検査」と出ます。そうしたら、糖尿病専門医のところでさらに詳しい「ブドウ糖負荷試験」という検査を受ければ、はっきりしたことがわかります。そこから治療を始めれば、大事には至りません。

つまり、人間ドックでブドウ糖負荷試験までやる必要はなく、ＨｂＡ１ｃ値を調べれば充分だということがわかります。

しかし、がんについては、こうしたシステムはまったく機能しません。

人間ドックでは、胃がんを見つけるために胃のバリウム検査をします。そして、怪しいものが見つかったら専門病院で胃カメラ検査をします。

肺がんを見つけるためには胸部エックス線検査をします。そして、怪しいものが見つかったら専門病院で肺のＣＴ（コンピュータ断層撮影診断）撮影をします。

ということは、胃のバリウムや胸部エックス線が第一次検査で、胃カメラや肺のＣＴが第二次検査ということになります。つまり、**胃のバリウムや胸部エックス線をスクリーニング検査のような位置づけにしているのが人間ドック**です。

しかし、ここに大変な問題があります。

胃カメラなら見つかる早期がんは、胃のバリウム検査では見つかりません。ＣＴなら写る早期の肺がんは、胸部エックス線ではわかりません。実は、スクリーニングとはまったく逆のことをやっているのです。

最初から「ズバリわかる最終検査」をやるべきなのに、あえて「そこになかなか行き着かない」仕組みになっているわけです。

胃のバリウム検査では、早期の胃がんを見落とすのが常

45ページのグラフをもう一度見てください。かつて、日本人が命を落とすがんと言えば、胃がんが圧倒的でした。男性は肺がんに、女性は大腸がんと肺がんに抜かれたとは言え、今も胃がんが大変な脅威であることは変わりません。

また、食道がんは、罹患率はさほど高くないものの予後の悪いがんの一つです。

これら胃がんや食道がん、十二指腸がんを発見するために、多くの人間ドックで「バリウム検査」が行われています。

受けたことがある人なら説明不要でしょうが、バリウム検査は、まず最初に胃を膨らませる薬剤を飲み込みます。ゲップが出そうになるのをこらえながら白いどろどろしたバリウム剤を飲み、それが食道や胃の壁にくっつく様子をレントゲン撮影します。

受診者は、「はい、こちらを向いてください。右向きにぐるりと回ってください」などと指示を受けながら、胃の中のあちこちの壁にバリウム剤をくっつけているわけです。受診者にとってなかなか大変な検査です。

バリウム検査の原理を一口に説明すれば、子どもの頃に遊んだ「影絵」のようなものです。放射線を照射することにより、影絵のように胃の粘膜表面の凹凸を見ているのです。

ちょっと想像してみてください。あなたの手元に小さな欠けがある湯飲み茶碗があったとしましょう。それを影絵にするとどうなるでしょう。角度によっては欠けは映らず、パーフェクトに見えます。でも、バリウム検査のときのように、ぐるぐるいろいろな方向に回してみると、欠けが映るはずです。そこで「おかしい」となるのがバリウム検査です。

では、欠けはないけれど、湯飲み茶碗にマジックで「×」と書いておいたらどうでしょう。その文字は影絵にはまったく映りません。

このように、ごく早期の胃がんや食道がんは、粘膜に微妙な色目の変化を呈している

●胃のバリウム検査の落とし穴

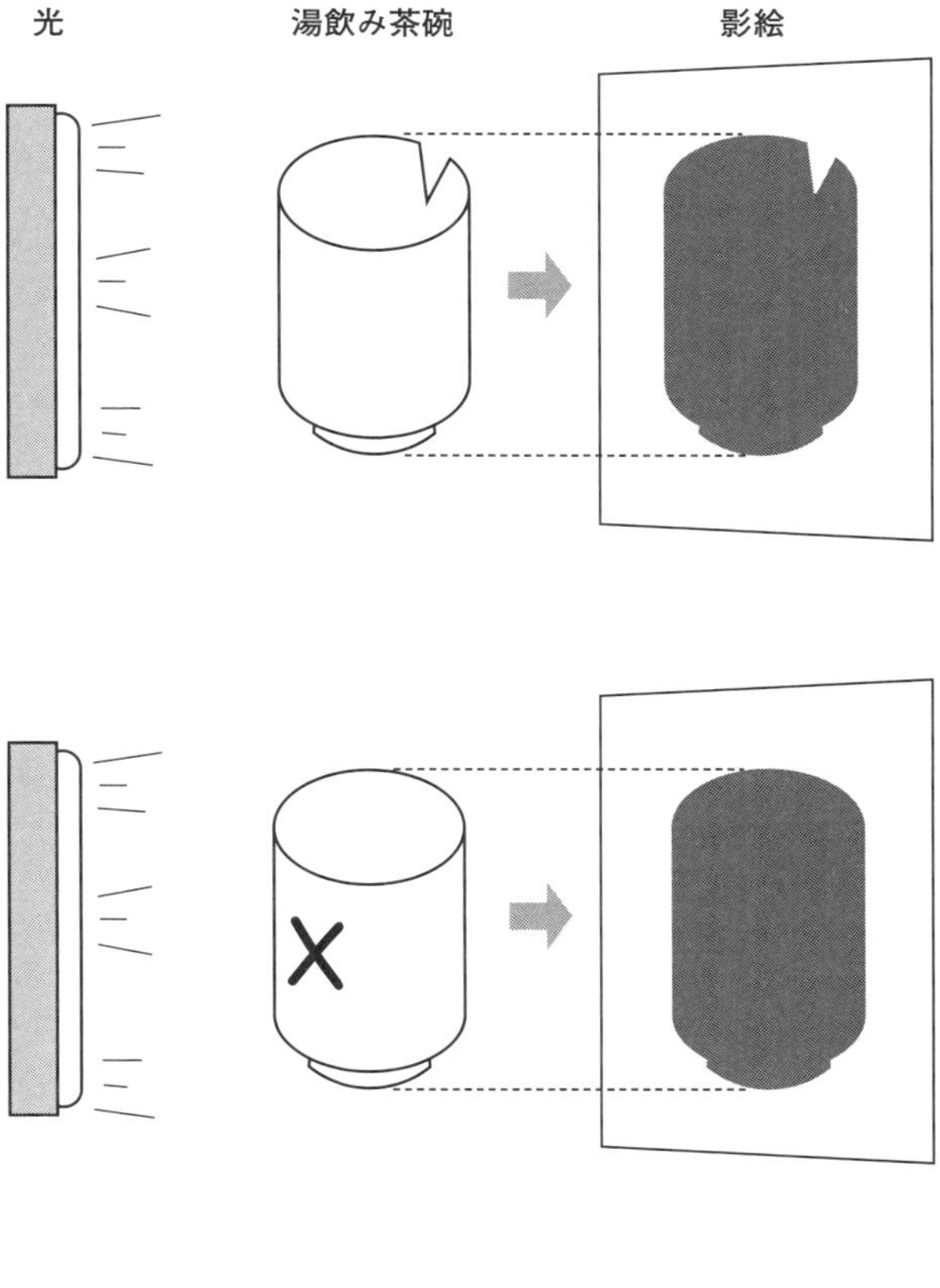

だけで、凹凸を伴うことはありません。そのためバリウム検査画像には、なんら異変として表れないのです。

とくに、口からすとんと胃につながっている食道は、バリウムの貯留時間も短く、それで早期がんを見つけるのは至難の業です。しかも食道がんは、もり上がらずに広がっていくことが多いという、やっかいな性質を持っています。

一方、胃カメラなら「インジゴカルミン」「ルゴール」といった薬剤で表面粘膜に色をつける技法で、ごく小さな病変も見つけることができます。たとえば、茶色のルゴール液を食道に散布すると正常な食道粘膜は茶色に染まりますが、がんや炎症がある部分は染まらず、そこだけ白く色が抜けるのです。

このように、**最初から胃カメラをやっていれば早期がんのうちに対処できて助かった命が、バリウム検査をしていたために失われる**ということが起きます。

まずはバリウム検査をやって、怪しいところがあったら胃カメラ検査を行う……という流れを当たり前のように感じている人もいるでしょうが、とんでもない。バリウム検査にスクリーニングの役割を期待してはなりません。

そして、人間ドックでこの検査を行うのは、多くは医師ではなくレントゲン技師です。

さらに、**バリウム検査には結構な量の被曝を伴うことを忘れないでください。**

胃のバリウム検査は、胸部エックス線検査の一五〇から三〇〇倍もの被曝量があるとされています。がんを早期発見しようと毎年受けていたら、その被曝量によってがんを誘発してしまう可能性もゼロではありません。

かつて、イギリスのオックスフォード大学が、日本、アメリカ、イギリス、ポーランドなど一五か国を対象に行った調査が、医学誌『ランセット』に発表されました。それによれば、**日本ではがんにかかる人の三・二パーセントが放射線診断（治療ではありません）による被曝で誘発されたと報告されています。**この数字は、一五か国の中で最も高くなっています。

もちろん私は、「検査による被曝はゼロにしろ」などとナンセンスなことを言うつもりはありません。早期がんを見つけることができない胃のバリウム検査で被曝するくらいなら、もっと価値ある検査にその余力を回すべきだと思っています。

便潜血検査は、早期の大腸がん発見には、まったくあてにならない

女性に大腸がんが激増していることは前述しました。**大腸がんによる女性の死者数は、この四〇年間で四倍にも膨れあがっています**。男性の場合も、増加率で見ると不気味なほど増えています。今や、**大腸がんの早期発見は、急務中の急務**と言えます。

ところが、これまた人間ドックはまったく頼りになりません。

多くの人間ドックでは、スクリーニングとして便潜血検査を行い、陽性反応があった人に大腸内視鏡検査を薦めるという流れをとります。しかし、**大腸内視鏡検査なら見つかる早期がんが、便潜血検査では見落とされがち**なので、これも順番が逆。便潜血検査はスクリーニングの役割をなしていません。

便潜血検査とは、いわゆる検便を提出してもらい、便中に血液が含まれていないか調べるものです。少しでも血液が混じっていたら、それががんからの出血である可能性が高いので「内視鏡で見てみましょう」となるわけです。

しかし、がんがあっても、便に潜血反応が出るとは限りません。

そもそも、早期がんでは出血しないことがままあります。あるいは、出血していたと

しても便を採取した日には血は混ざらなかったかもしれないし、混ざっていても、その部分の便を取り損ねたかもしれません。

私の知人女性は、最近、親友を大腸がんで失いました。その親友は母親も大腸がんで亡くなったことから、とくに大腸がんには気をつけていました。毎年の人間ドックでは二本の検便をきちんと提出していました。便もまんべんなく丁寧にこすって、検査漏れがないようにしていました。「めんどうくさい」とか「便秘しているから」といった理由で二本持ってこない人が結構いる中で、優等生中の優等生でした。そして、一度も潜血反応は出ませんでした。

にもかかわらず、大腸がんで亡くなりました。便秘と下痢を繰り返すようになって「まさか」と思い、胃腸科病院を訪れたときには、すでに大腸がんは進行し、肝臓にも転移していたそうです。

この人が私の患者さんだったら、迷わず最初から大腸内視鏡検査を受けてもらっていたでしょう。まったく気の毒な話です。

大腸がんで亡くなる人の中には、もともと痔があった人も多くいます。彼らは痔の出血に慣れているため、それが大腸がんによるものとは思わないのです。

また、とくに女性の場合、痔があると恥ずかしがって便潜血検査も大腸内視鏡検査も受けたがりません。

「だって、必ず潜血反応が出て、痔のことを言わなければなりませんから」

「肛門からカメラを入れるときに見られるのが恥ずかしくて」

こうして一切の大腸がん検査をスルーし、「この頃の出血、ちょっと痔とは違う気がする」となってから受診し、手遅れとなるケースが後を絶ちません。

大腸がんの早期発見には、内視鏡で直接腸の内部を見るのが一番。小さなポリープやがんなら、内視鏡の先端から鉗子を出して、そのまま取ることもできます。

小さなポリープでも取る必要がある理由は、これが将来がんに変わるからです。ポリープからは出血しませんが（便潜血はない）、この段階で早期にがんの芽を取り除かないと手遅れになる可能性があるのです。だから内視鏡（カメラ）がどうしても必要なのです。

しかし、大腸内視鏡検査のためには、検査の三時間以上前から大量の下剤を飲むといった準備が必要ですし、高い技術を持った医者でなければ、長い大腸の奥までカメラを入れ、見落としなく検査することができないために、従来の人間ドックの検査項目に加えることは現実的ではありません。

一方、自宅で採取した便を持ってくるだけなら、いかにも簡単なため、相変わらず便潜血検査が行われているのです。

「なるべく簡単な検査がいいな」というのが、人間ドックを受ける人たちの共通した意見です。そして、施設側もその心理に乗っかっていると言えるでしょう。

でも、そもそもなんのために人間ドックを受けるのでしょう。「簡単な検査でOKをもらって安心したいから」でしょうか？　その「OK」が実はOKでないとしたらどうでしょう？

ここは発想の転換が必要で、「命を奪うがんを見つけるにはどうするか」に徹して考える必要があるのです。

ちなみに、かつて大腸バリウム検査が盛んに行われたことがありました。肛門からバリウムを入れ、胃のバリウム検査と同じように影絵の原理で表面粘膜の凹凸を見ていくというものです。

患者さんはお腹がパンパンに張ってとても苦しい思いをします。しかも、胃のバリウム検査の三倍の被曝量となります。そのうえ精度も期待できないのですから最悪の検査と言えましょう。

ところが、今でもこれをやっている医療機関があると聞きますから驚きです。そういうところを避けたほうがいいのは言うまでもありません。

胸部エックス線検査で早期肺がんは見つからない

世界で最も死亡者が多いがんは肺がんです。

ＷＨＯ（世界保健機関）の傘下にあるＩＡＲＣ（国際がん研究機関）がまとめた報告によると、二〇一二年に肺がんにかかった人は、世界中で約一八二万人。そのうちの六五万人が中国人だそうです。いくら人口が多い中国とは言え、新規肺がん患者全体数の三六パーセントを占めるというのは明らかに異常です。

原因は高い喫煙率だけでなく、ＰＭ２・５などの大気汚染にもあることは明らかでし

●世界の肺がん発症数の割合［2012年］

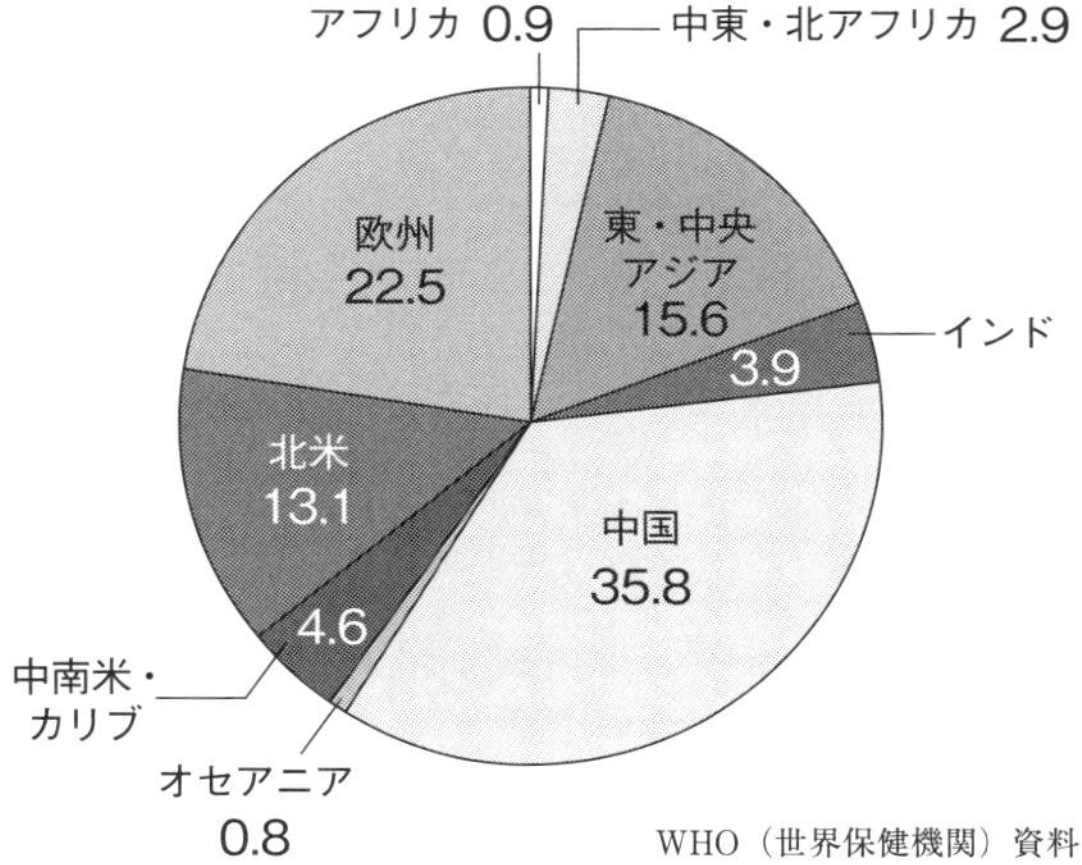

WHO（世界保健機関）資料より

ょう。ＩＡＲＣでは、二〇世紀末から中国の大気汚染が急激に広まり、それから少し遅れて肺がんが急増したと分析しています。

　中国ほどではないにしろ、日本も肺がん大国と言えます。世界に対する日本の人口比率は一・八パーセントであるにもかかわらず、肺がん発症数は世界の五・二パーセントを占めています。

　45ページのグラフをもう一度確認してください。**肺がんで命を落とす日本人は男女ともに非常に増えていて、ともに四〇年前の五倍以上となっています。**とくに男性の激増ぶりは凄まじく、喫煙者が減っていることを考えると不気味の一言です。

この肺がんを見つけるために、今も変わらず人間ドックで行われているのが「胸部エックス線検査」です。しかし、それを続けている限り、肺がんによる死者は増加の一途を辿るでしょう。

明確に述べておきますが、エックス線で撮影したレントゲン写真には、完治が期待できるような小さな肺がんは写りません。また、心臓や大きな血管などの陰影と重なり、正確に見ることができません。正直なところ、**エックス線撮影で早期の肺がんを見つけることはできないということを、医学界の人間はみなわかっています。**わかっているけれど、相変わらずこの古色蒼然たる手法が用いられているのです。

人間ドックでレントゲン写真におかしな影が見られたら、「精密検査を受けてください」と言われ、胸部CTの検査に回されます。そこで、肺を輪切りにして見るとはっきりとがんが姿を現します。それは、おそらく早期がんではありません。

最初から胸部CTで検査をしておけば、もっとずっと小さいうちに見つけることができます。一般的にCT検査は、放射線科の専門医がプロとして責任を持って結果を判定しますから、がんの見落としはまずありません。またしても逆なのです。胸部エックス線検査は、肺がんのスクリーニング機能は果たしません。

もっとも、胸部エックス線検査自体がまったく無意味だということではありません。そこに写し出された情報で意外な病気が見つかることもあります。しかし、早期の肺がんを見つけるにはあまりにも不充分だということです。

五年生存率の低い膵臓がんを早期に見つけたいなら、腹部超音波検査では無理

前述したように、膵臓がんは最もやっかいながんと言われています。54～55ページに掲載した部位別がんの五年生存率を見ると、膵臓がんの低さが際だっています。

膵臓がんは、昔は日本人には少なかったのですが、高度成長期に入った一九六〇年代から増加し始め、現在は年間三万人以上が亡くなっています。

安倍晋三総理大臣の父である安倍晋太郎さん、栗本薫のペンネームで活躍した作家・中島梓さん、歌手の青江三奈さん、個性派俳優の夏八木勲さんなど、多くの有名人が働き盛りに膵臓がんで亡くなっています。

安倍晋太郎さんは、当時「総理の座が近い」と言われており、健康診断は当然受けて

いたはずです。青江三奈さんは健康管理に非常に気をつかっていて、自宅にプールまで備えていたそうです。それでも亡くなってしまったのは、早期では発見できなかったからです。

83ページの図を見てください。膵臓は胃の後ろ側にあり、腎臓、肝臓、胆嚢などに囲まれるように位置しています。長さ二〇センチくらいの細長い臓器で、下のほうにある膨らんだ部分から、頭部、体部、尾部と呼ばれています。そして、膵臓には膵管という細い管が張り巡らされています。膵臓にできるがんの九割以上は、この膵管に発症します。

また、**胆嚢がん、胆管がん、肝臓がんも、五年生存率が低いがん**となっています。

こうしたやっかいながんを発見するために、人間ドックで用いられているのが「腹部超音波（エコー）検査」です。超音波は、人間には聞こえない周波数の高い音波です。直進性が高いという特徴を利用し、そこから返ってくるエコー（反射波）を受信し、コンピュータ処理で画像化します。

腹部超音波検査では、肝臓、腎臓、膵臓、胆嚢、胆管、卵巣、子宮、膀胱、前立腺な

●腹部で重なり合う主な臓器

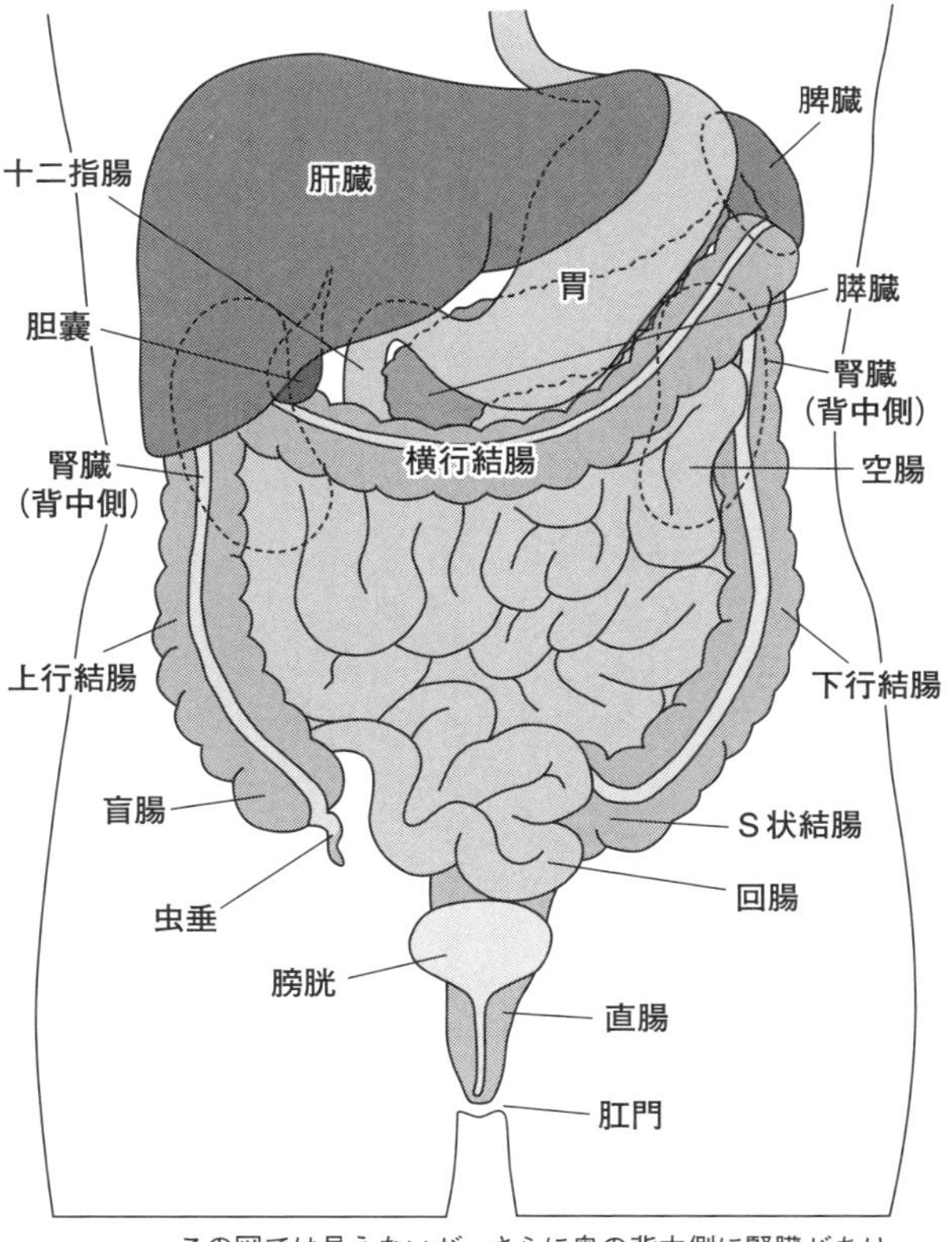

この図では見えないが、さらに奥の背中側に腎臓があり、
下腹部には男女それぞれの生殖器が存在する。

どの広い範囲を見ていきます。しかし、図を見ればわかるように、腹部にはこれら臓器が複雑に入り組んで存在します。よほど精度の高い器機で、知識と経験を持った技師でなければ、腹部の異常を見分けるのは至難の業だと思いませんか？

検査を受けるときには、横になった状態で腹部に冷たいゼリー状の薬品が塗られます。そして、超音波を発する器具が腹部にごりごり押しつけられます。

検査技師が見ているモニターを覗き込むと、そこには壊れたテレビの画面に現れるような画像が映っています。白黒の不鮮明な画面で「これで、なにがわかるの？」と素人は不思議に思うはずです。

もちろん、わかることもあります。胆嚢に石がある胆石や、腎臓に袋状の空洞が生じている腎嚢胞などは容易に見つかります。でも、これらは死に直結しません。しかし、死に直結するがんは、腹部超音波検査で早期に見つけることはかなり難しいと言わざるを得ません。

ましてや、**膵臓や胆嚢、胆管などは他の臓器の陰に隠れていて、早期のがんはなかなか見つかりません**。太っている人は、脂肪で中の臓器が見えにくくなっています。また腸にガスがあると、検査の邪魔になります。腹部超音波検査に頼っているがんの治癒率が圧倒的に低いことを考えれば、このやり方を続けていていいはずがないとわかるでしょう。

この検査で怪しいところがあると判断されると、次は腹部CTでお腹を輪切りにして見ることになります。「どうやら膵臓のあたりになにかある」という曖昧な超音波と違って、CTでは、放射線科専門医が判定し、たとえば「十二指腸につながる膵頭部にがんがある」とはっきり見つかります。

最初からCT検査を行っていればごく小さな段階で見つかったはずが、超音波検査に頼っていたためにがんを大きく育ててしまったということになりかねません。

この腹部超音波検査は、医者ではなく技師が行うことができます。人間ドックの経営を考えると効率のいい検査です。しかし、がんの早期発見を期待する受診者にとって、ベストなチョイスでないことは明らかです。

●超音波検査の不鮮明な画像

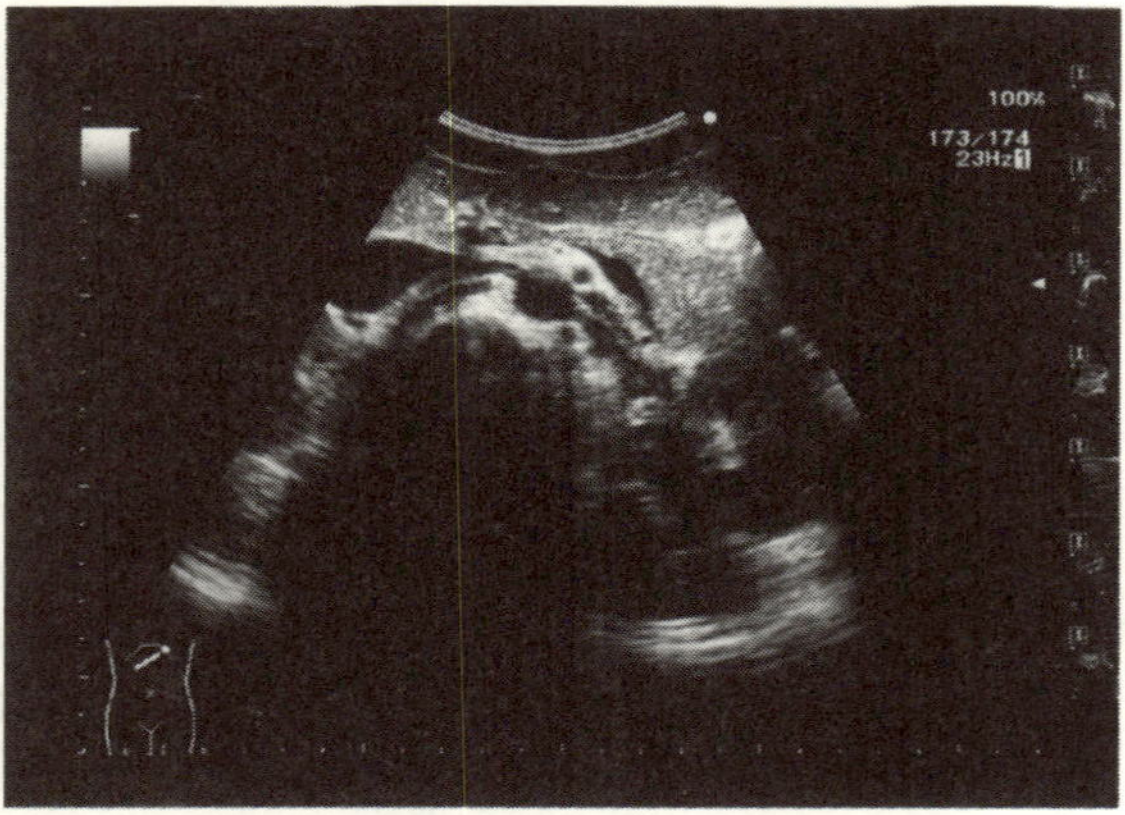

▲比較的膵臓がよく見える例

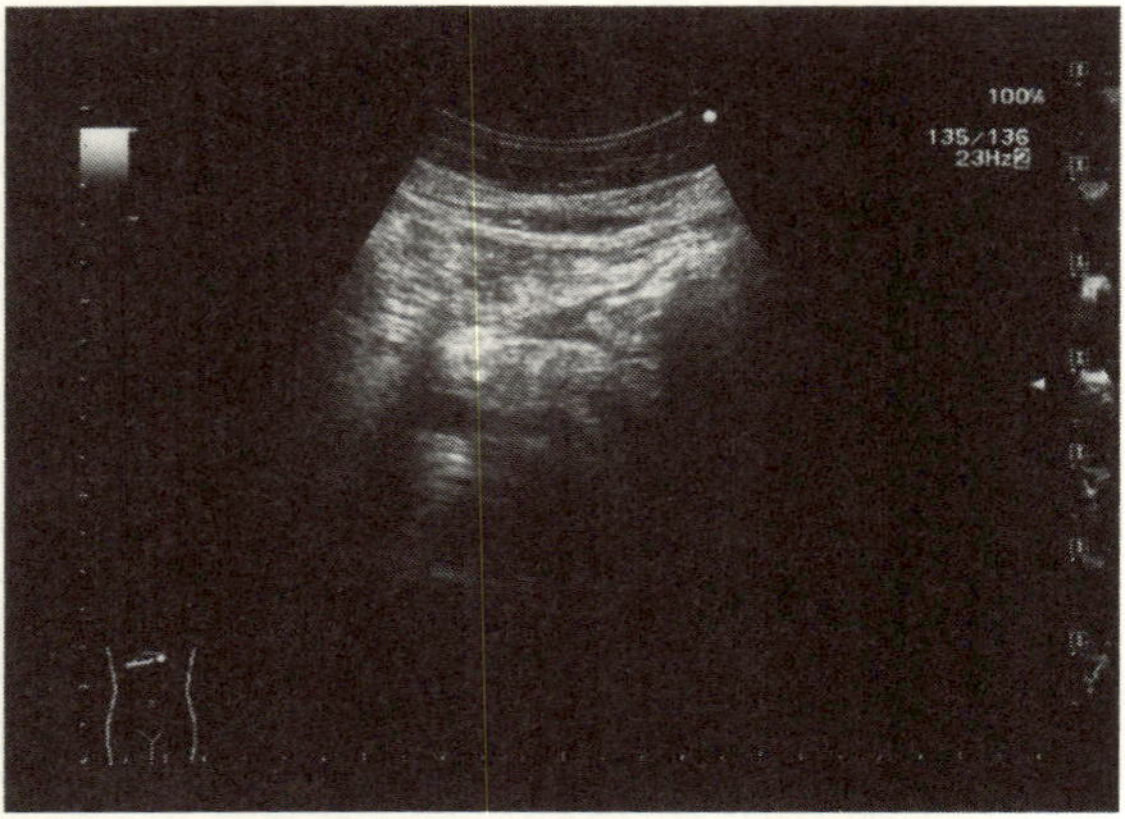

▲ガスが溜まっていて膵臓がよく見えない例

婦人科のがんは、思っているよりも複雑です

女性が人間ドックを受けるときには、オプションで婦人科検診を選ぶことになります。あるいは、最初から婦人科検診が含まれている人間ドックでは、たいてい男性より女性のほうが高料金になっています。

女性特有のがんに乳がん、子宮がん、卵巣がんがあります（ただし乳がんは、まれに男性も罹患します）。これら**婦人科系のがんが深刻なのは、他のがんと比べて発症年齢が低いこと**です。

89ページのグラフを見てください。婦人科系のがんは、四〇代に非常に多く発症し、高齢になるとむしろ減ってきます。

四〇代女性の多くは、家庭においては子どもの母であり、社会においては重要な立場についています。そうした「まだ、とても死ねない」女性たちの命を、婦人科系のがんが奪っているのです。

43〜44ページのグラフでわかるように、全年代を合わせた「部位別がん死亡数」で見れば女性のトップは大腸がんですが、**罹患数では乳がんがトップです。また、四〇代か**

ら五〇代に限って言えば、罹患率のみならず死亡率も乳がんがトップです。

実は、乳がんは、一般に考えられているほど単純な病気ではありません。「乳がんは乳房さえ切除すれば終わり。だから治るがんだ」などと乱暴なことが言われたのは一昔前。今は、ホルモンが関係するいわば全身病だと認識されています。

多くのがんが「五年間再発がなければ治癒した」と考えるのに対し、乳がんは一〇年経っても油断なりません。実際に、最初の手術から八年後、一二年後などに再発するケースは多々あります。だからこそ、早期の確実な発見が求められます。

人間ドックでの乳がん検査には、たいていマンモグラフィが用いられています。マンモグラフィは板状の器具で乳房を挟みエックス線で撮影する検査です。かなり強く挟むため、痛みを訴える受診者も多くいます。

しかし、検査に要する時間は少ないので、本当に早期がんを発見できるなら痛みに耐える価値はあります。ところが、困ったことに**マンモグラフィは、若い人の乳がんを見逃しやすい**のです。

乳房の中には乳腺という母乳をつくり出す組織があります。母乳をつくり出す必要が

●年齢による部位別がん死亡数の割合［女性 2010年］

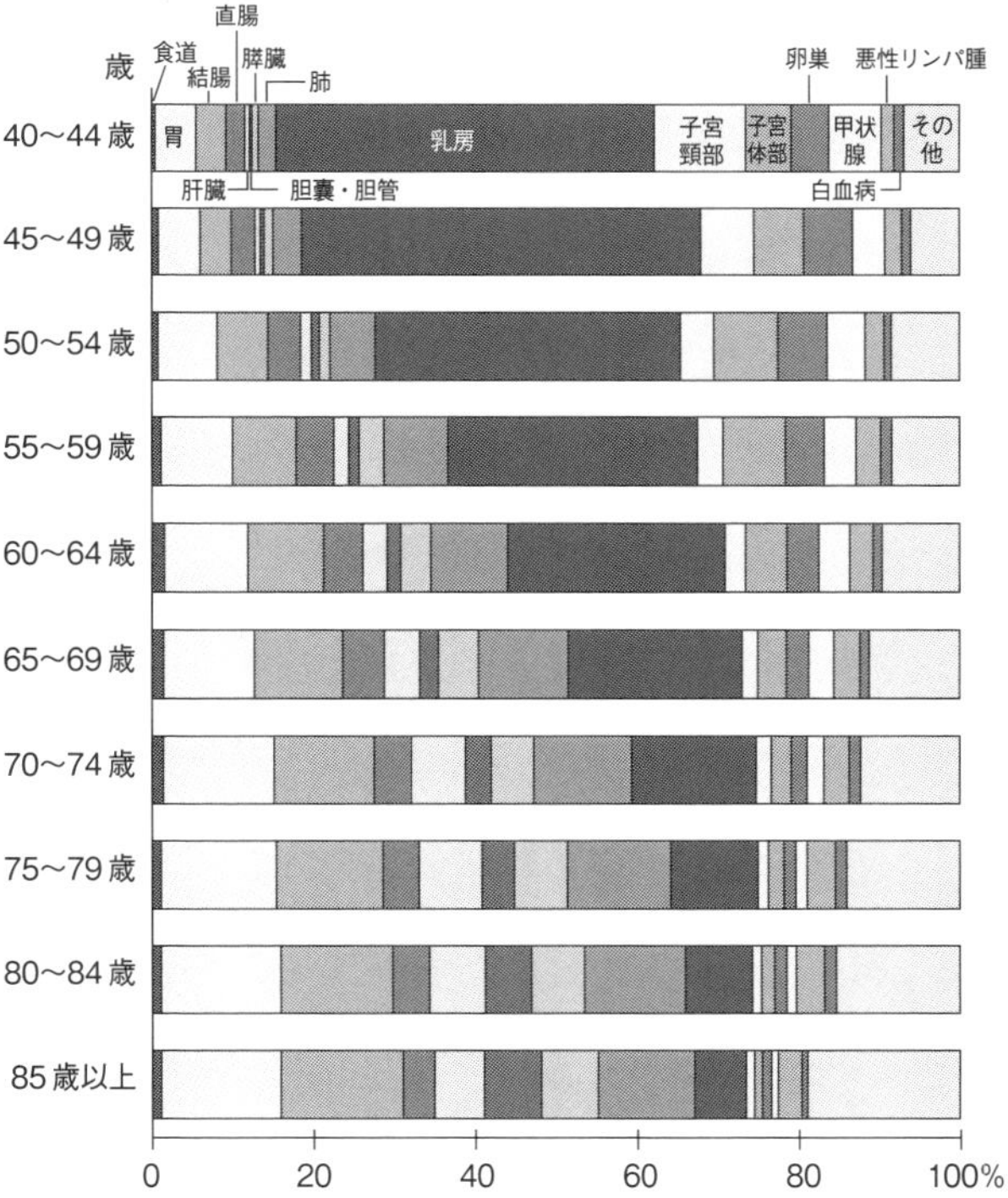

独立行政法人国立がん研究センターがん対策情報センター資料より

ある若いときほどこの乳腺は発達しており、高齢になると減っていきます。

マンモグラフィでは、がんは白く写し出されます。そして乳腺も白く写し出されます。乳腺がわずかになった七〇代の女性ならば、全体的に黒っぽい写真の中にがんが白く写し出されるので発見しやすいのですが、乳腺が発達している若い女性は、全体が白く写るために、がんがあってもわかりにくいのです。

乳がん死亡者が四〇代に多いことを考えると、マンモグラフィにはかなりの欠点があると言えます。

痛みが強く、欠点のあるマンモグラフィの代わりに、私は乳腺MRI（磁気共鳴画像診断）をすすめています。MRIは最近、解像力が飛躍的に向上し、痛みもまったくありません。

ちなみに、乳がんは男性でもかかり、全乳がんの〇・五〜一・〇パーセントを占めると言われています。男性が乳がん検査を受ける機会はありませんが、CTで全身をチェックしておけば、がんがあっても早期に発見できます。

次に、子宮がんについてはどうでしょう。子宮がんには子宮入り口の頸部にできる頸がんと、奥のほうの体部にできる体がんの二種類があります。

人間ドックの検査で、めずらしく「機能している」と言えるのが子宮頸部細胞診です。これは、受診者の子宮頸部から直接粘膜組織を採取し、顕微鏡で見るというものです。そこで怪しい細胞が見つかれば精密検査を、がん細胞が見つかれば切除手術や放射線治療などを行うことになります。

この**頸部細胞診検査を定期的に受けていれば、子宮頸がんは早期で発見でき、確実な治癒が望めます。**

しかし、頸部の細胞を取るだけでは、奥の子宮体部にできたがんは見つかりません。体部の細胞診もありますが、頸部の細胞を取るよりも痛みが強く、受診者の負担が大きくなります。また、その範囲が広いため、採取しなかった部分にがんがあるということも考えられます。そのため、細胞診は頸部だけに限っている人間ドックがほとんどです。

もともと日本女性には体部がんは少なく、昔は子宮がんと言えばたいていが頸がんでした。しかし、今、我が国では体がんが増えており、従来の頸部細胞診だけではいかにも心許ないと言えます。

子宮体がんは、妊娠や出産の回数が少ない人や、肥満者、糖尿病患者に多いことがわかっています。現代女性のライフスタイルを考えると、これからさらに増加していくことは間違いないでしょう。

そして、**女性にとって、子宮がんよりもさらに怖いのが卵巣がん**です。卵巣がんは、予後の良くないがんの筆頭に数えられます。

我が国では年間約六〇〇〇人が新たに卵巣がんにかかり、約三二〇〇人が死亡しています。しかも、その数は増加の一途を辿っています。

卵巣がんは早期にはほとんど自覚症状はありません。そのため、「サイレント・キャンサー（沈黙のがん）」と言われています。しかし、その悪性度を考えると、むしろ「サイレント・キラー」と呼ぶにふさわしい病気です。

実際に、「最近お腹が出てきた」「下腹部が張る感じがする」「おしっこが近くなった」などという症状を訴えて病院を訪れ、そこではじめて自分が進行した卵巣がんであることを知る人も多いのです。

●子宮頸がんと子宮体がんの発症部位と発生数

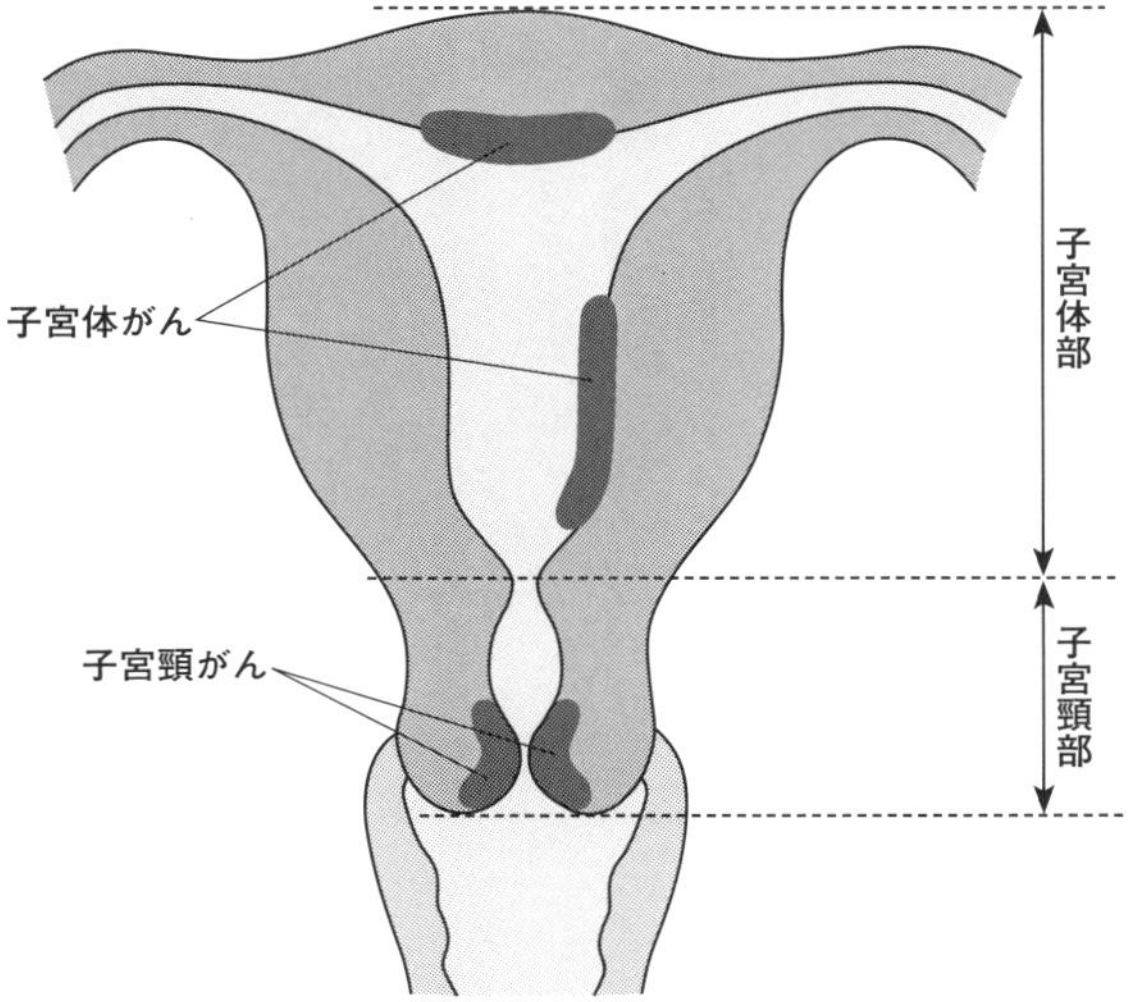

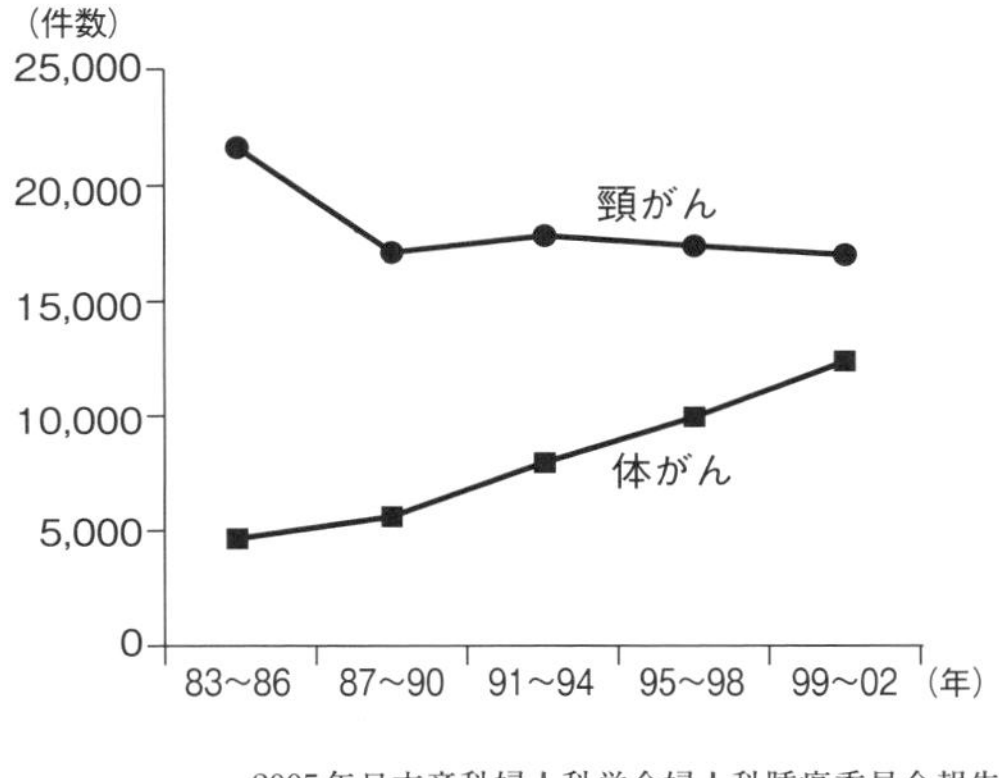

2005年日本産科婦人科学会婦人科腫瘍委員会報告より

こうしたことを考えると、卵巣がんの発見を不明瞭な腹部超音波検査に頼るのは、非常にリスキーだということがわかるでしょう。

「サイレント・キャンサー」を「サイレント・キラー」にしてしまっている原因は、その検査体制にあるのではないでしょうか。

子宮がん、卵巣がんを確実に検査したいと望む方には、私は骨盤MRIをおすすめしています。被曝もなく、この二つのがんをチェックすることができます。

新しい判定基準が危ない

第1章でも触れたように、二〇一四年四月に日本人間ドック学会が検査の基準値を改訂しました。

日本糖尿病学会、日本高血圧学会、日本動脈硬化学会、日本眼科学会、日本大腸肛門病学会……、日本の医学界には病気ごとにさまざまな学会が存在します。そこでは、実際の患者さんたちと向き合ってきた医者が膨大なデータを持ち寄り、その病気にならないために、あるいは病気になったときに少しでも治癒に向かうためには、どうすればいいかを検討しています。

そこではじき出されたのが、たとえば血圧やコレステロールの基準値です。患者さんのことを考えて「このラインに持っていかねば」と示しているのです。

しかし、日本人間ドック学会というのは、それら学会とは意味合いが異なります。実は、私を含め、多くの医師はこの学会の存在を知りませんでした。人間ドックという事業を、いかに成り立たせていくのかを考えるのが日本人間ドック学会なのだと考えられます。

日本人間ドック学会による今回の基準値改訂で、いくつかの分野でこれまで「要注意」だった人が「異常なし」の評価を得るようになりました。

そうした人たちからは、「ああ、よかった」と喜ぶ声が聞こえるのですが、人間ドックに入る目的を考えれば、怒らなければいけないはずです。

病院嫌いでいやいや検査を受けているようなタイプの人なら「なるべく甘いことを言ってほしい」と思うのもわかります。しかし、何度も述べるように、わざわざ高いお金を払って人間ドックに入る人たちは、少しでも早く悪い病気の芽を摘みたいと望んでいるはずです。だったら、人間ドックでは、一般の病院よりも厳しい指摘をすべきでしょう。

「病院ではなにも言われないかもしれないけれど、将来、心筋梗塞になりたくないなら、そろそろコレステロールに気をつけなければダメですよ」

「血圧は、上は一二〇以下を目指しましょう。そうすれば血管の状態が少しでも若く保てるはずですから」

このように少し大げさなくらいに指摘して、受診者の自覚を促してこそ、人間ドックの意味があるはず。ところが、今回の改訂は、それにまったく逆行しています。

私の専門分野である糖尿病について、日本人間ドック学会は、日本糖尿病学会の指針と同じ、空腹時血糖値九九以下かつHbA1c値五・五以下を正常値としています（HbA1c値は、二〇一二年からNGSP値という国際基準に準じるようになりました）。しかし、人間ドックではもう少し厳しくてもいいのではないかと私は思います。

糖尿病は男女問わず激増しており、日本の医療制度を圧迫する最大原因となりつつあります。血糖値が高いこと自体は、なんら自覚症状を引き起こすことがない糖尿病ですが、合併症である糖尿病腎症で人工透析が必要になれば、生活の質が格段に落ち、また莫大な医療費を必要とします。

さらに、**糖尿病の患者さんは、心筋梗塞や脳卒中など血管系疾患はもちろんのこと、がんやアルツハイマー病などにかかりやすいことが統計的にわかっています。**まさに、糖尿病は万病のもと。個人にとっても国にとっても、糖尿病対策は最大課題とも言えます。

これほどやっかいな糖尿病は、「いきなりかかる」病気ではありません。1型糖尿病は別として、日本人患者のほとんどを占める2型糖尿病は、生活習慣が乱れる中で徐々に血糖値が上昇していき、「境界型」という予備軍状態を経て、平均して九年後に本格的な糖尿病になります。

一度、糖尿病になれば治ることはありませんが、境界型のうちに適切な生活改善を図れば、健康状態に戻すことができます。

つまり、境界型から糖尿病になる前の九年間のうちに手を打てば、予防できるのです。98ページのグラフを見てください。糖尿病を発症した人と発症しなかった人を二八年間

●糖尿病発症までの時間経過

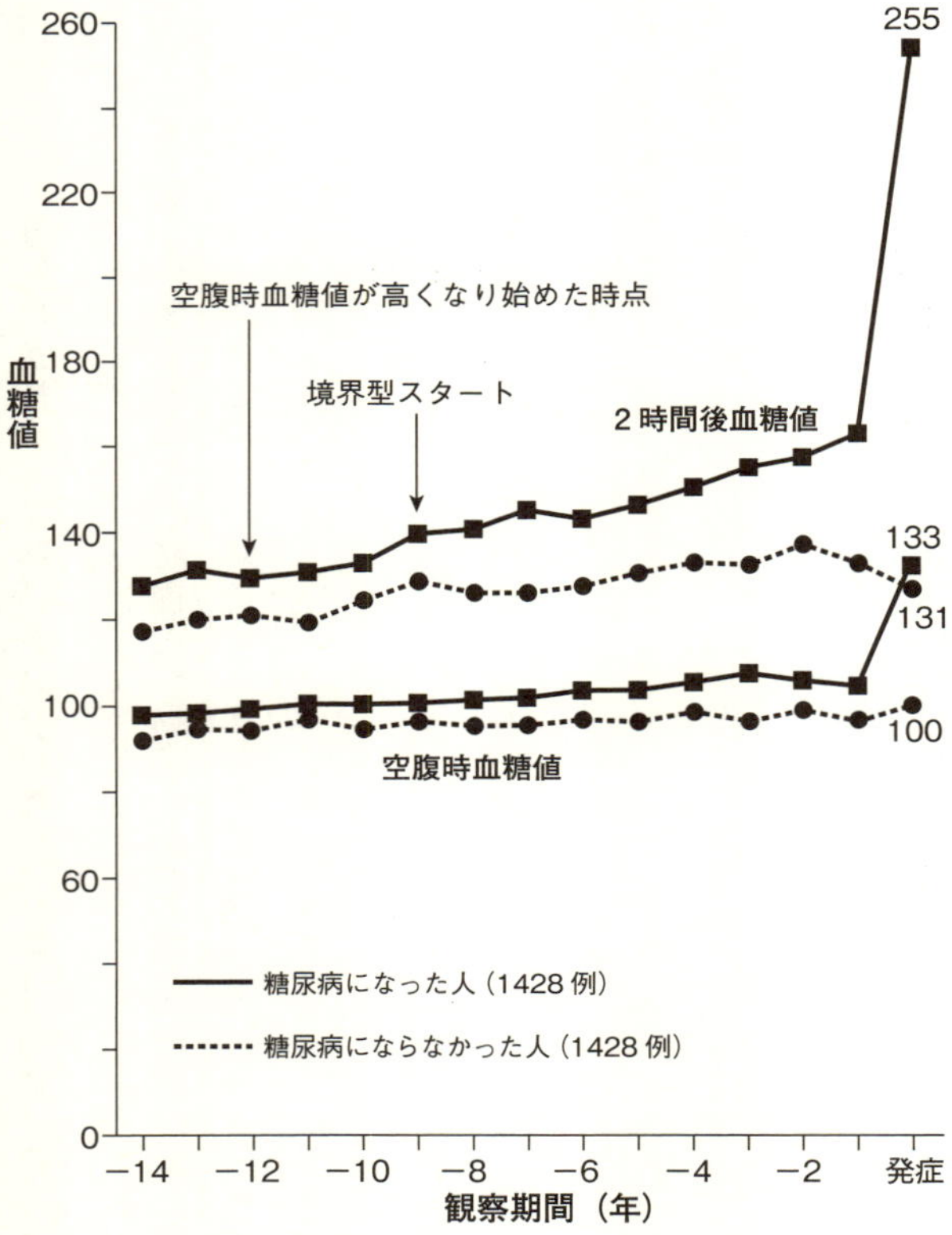

伊藤千賀子『糖尿病の一次予防——疫学研究によるアプローチ』より

という長期にわたって調査した結果、糖尿病を発症した人たちは、その一二年前からわずかに血糖値が上昇し始め、九年間の境界型の時期を過ごしています。この境界型の時期に手を打つことが非常に重要なのです。境界型から糖尿病になる前の九年間のうちに手を打てば予防できるのです（詳しくは『糖尿病専門医にまかせなさい』文春文庫）。

そのために、人間ドックがすべきことはなんでしょう。日本糖尿病学会が提示しているよりも厳しい基準をもって、受診者の意識を高めることではないでしょうか。しかし、実際はまったくそうなっていません。

あてにならない！　検査結果の「ABC評価」

人間ドックを受けると、検査結果が項目ごとに「A」「B」「C」といったランクで評価されます。しかし、このランク付けは、それぞれの人間ドックが勝手に行っているだけで、医学的な意味が確立されているわけではありません。

本書を書くにあたり、担当編集者の知人女性が受けている、ある人間ドックの結果表を持ってきてもらいました。その結果表では、以下のような分類がなされています。

「A」異常なし
「B」心配なし
「C」経過観察
「D」要再検査
「E」要精密検査
「F」要治療

その女性の結果は、総合判定は「C」。個別項目では「血圧」と「骨量」と「婦人科」が「C」となっています。

たしかに血圧は高め（収縮期血圧が一四二、拡張期血圧が八六）で、骨量は同年代の女性の八六パーセントと少なめです。そして、血圧については「毎日、自己測定してください」、骨量については「整形外科に相談してください」と記されています。

わかったような、わからないような。アドバイスになっているような、なっていないような。本当に「整形外科に相談すべきだ」と考えているなら「F」の「要治療」とすべきでしょう。

さらに、婦人科に至っては、この女性が一八年も前に婦人科系手術を受けていることだけをもってして「経過観察」となっているようです。もし、本人の申告がなければ「A」となったはずです。どうも、この判定には受診者のためというよりも人間ドック側の保身があるように思えてなりません。

「B」がついているのは、「脂質」と「貧血」です。基準値内だけれどもギリギリ近くにあるものを「B」としているようです。だったら「B」は「要注意」であるべきですが、なぜか「心配なし」。

そもそも「異常なし」と「心配なし」の違いはなんでしょうか。本当に心配ないのなら「A」とすればいいでしょう。これでは受診者はどうしていいかわかりません。

かように、ナンセンスな評価がまかり通っているのが人間ドックなのです。

どの検査も同じ分類でいいはずがない

さらに問題なのが、これら「A・B・C……」評価が、どの検査についても同じようになされているということです。

貧血検査も聴力検査も胃のバリウム検査も「A・B・C……」。でも、人間ドックに入る目的が命を落とす病気を早期に発見することだと考えると、これらが同じレベルで語られていいはずがありません。ちょっと耳が遠かろうと貧血気味だろうと、胃がんに比べたらどうってことないのです。

脂質異常症について言えば、「LDLコレステロール（悪玉コレステロール）」も「中性脂肪」も同じように評価されます。しかし実際問題なのは、LDLコレステロールです。LDLコレステロール値が高ければ、心筋梗塞や脳梗塞など死亡率の高い病気を引き起こしますから、それは基準値内の「A」であったほうがいい。しかし、中性脂肪値は前の日の食事内容などで大きく変動しますから、基準値から外れていても大騒ぎすることはありません。

中性脂肪の基準値は一五〇未満ですが、大酒を飲んだり甘い物を食べたりすれば、すぐに五〇〇や一〇〇〇を超えてしまいます。

実際に私の患者さんには、中性脂肪値一〇五〇〇という数値をはじき出した四〇代の女性がいます。こんな数値になったなら、人間ドックの結果表には「大変だ！」と、さぞかし厳しい言葉が並べられるでしょう。それによって、より深刻に考えなければならない問題点がぼやけてしまうかもしれません。

しかし、その女性の中性脂肪値は、食事内容に気をつけたら正常範囲内に収まりました。つまり、どうってことなかったのです。

また、「A・B・C……」といった評価が、どの人にも同じようになされているのも問題と言えましょう。三〇代と七〇代、男性と女性が同じ評価でいいのでしょうか。あるいは、その人の体質は考慮されているのでしょうか。

人間ドックの評価には、性別や年齢によって基準値そのものが変えてあるケースもあります。たとえば、貧血の検査などは、男性と女性で基準値が違います。ある人間ドックの基準値を見てみると、「血色素量」は、男性が一三・一から一六・六、女性は一二・一から一四・六を、「赤血球数」は、男性が四〇〇から五三九、女性は三六〇から四八九を「正常」としています。

一見、細かく配慮がなされているように思えます。しかし、正直言って貧血よりも精緻に調べてほしいことがあるはずです　たとえば、糖尿病を持っている人はコレステロールや血圧の基準値を変えるとか、喫煙者やメタボの人にはより厳しい判定をつける……といった柔軟性が必要なのではないでしょうか。

あてにならないオプション検査の代表格「腫瘍マーカー」

たいていの人間ドックには、追加で選べる「オプション検査」の設定があります。たとえば、肛門に直接医師が指を入れて直腸の病変を診る「直腸診」など、受診者に嫌われる検査はだいたいオプションになっています。

女性の婦人科検査を除いて、多くの人がオプションでつけるのが、**血液でがんの有無を調べる「腫瘍マーカー」**です。たいていの場合、一項目ずつ金額が設定されており、いくつか選ぶと結構な値段になります。それでも加える人が多いことからも、人間ドックの受診者が最も期待しているのは、がんの早期発見だということがわかります。

しかし、この腫瘍マーカーも、あまりあてにはなりません。

ある人間ドックのオプション検査には、以下の腫瘍マーカーが用意されています。

・ＣＥＡ（大腸がん・胃がん）

・CA19－9（膵臓がん）
・AFP（肝臓がん）
・PIVKA－II（肝臓がん）
・SLX（肺がん）
・SCC（肺がん）
・CA125（卵巣がん）
・CA15－3（乳がん）
・PSA（前立腺がん）

この中から、性別などに合わせ、受診者が希望の検査を選ぶようになっています。

しかし、そもそも素人には、肝臓がんを調べるためにAFPとPIVKA－IIのどちらがいいかとか、肺がんを調べるためにSLXとSCCのどちらがいいかなどわかりません。だから「できるだけ全部やっておこう」となります。

実際に、「がんはあったけれど一部の腫瘍マーカーしか異常値を示さなかった」というのはよくあることなので、やるなら「できるだけ全部」がいいということになります。

しかし、「がんがあっても異常値を示さない」ことが起こるとすれば、そもそも受ける意味はあるのでしょうか？　なまじ、腫瘍マーカーの数値が正常だったから安心しきって逆効果になることも考えられます。

実は、**腫瘍マーカーが反応するのは、がんがかなり大きくなってからのこと。ごく早期には、腫瘍マーカーの数値には変化は表れません。**

逆に、別の理由で数値が上がってしまうものもあります。

たとえば、大腸がんや胃がんを見つける腫瘍マーカーとして有名なCEAは、糖尿病の人は高くなりやすいのです。基準値五・〇以下をはるかに超えていて、びっくりして精密検査をしても、胃や腸にはなにも見つからないということがよくあります。

同様に、他の腫瘍マーカーにも困った点があって、あまり頼りにはなりません。

ただし、**唯一の例外がPSA**です。第3章で詳しく述べますが、男性ならこの腫瘍マーカー検査は定期的に受けるべきです。

「動脈の硬さ」も、重要なところを診断できなければ意味がない

人間ドックを受ける人が、がんに次いで心配するのは、心筋梗塞や脳卒中です。これら血管系疾患を引き起こすのが「動脈硬化」。そこで、血管がどの程度硬くなっているかを調べる検査をオプションで選ぶケースも増えています。

たとえば、横になって両上腕と両足首の四か所の血圧を同時に測る「ABI（足関節上腕血圧比）」検査や「PWV（脈波伝播速度）」検査で、全身の血管の硬化度合いを大まかに知ることができます。

横になった状態で腕と足首の血圧を測ると、普通は足首のほうがやや高くなります。そこで「足首の収縮期血圧（上の血圧）÷上腕の収縮期血圧」の数値を見るのがABI検査です。この値が〇・九を下回るようであれば動脈硬化を疑います。

一方、PWV検査は、心臓の拍動が動脈を通じて手や足まで届く速度を測るというものです。この速度が速いほど動脈硬化が進んでいると推測されます。しかし、血圧が高ければPWV値も高く出てしまうので、絶対の精度ではありません。

もっとポピュラーな検査として、「頸動脈超音波（エコー）」検査があります。血管で

重要なのは動脈であり、首には比較的太い血管が体の表層近くにあります。表層に近いため、検査がしやすいわけです。そこで首に超音波をあてて頸動脈を撮影し、血管の内膜と中膜の厚さや硬さを推し測ろうというものです。

こうした検査でわかるのは、「だいたい全身の血管がどの程度硬くなっているか」という大ざっぱなことです。しかし、**本当に知らねばならないのは、「心臓の血管」と「脳の血管」の状態です。**乱暴に言えば、ほかはたいして問題ではないのです。

全身の血管がさほど硬くないと推測されていても、脳の血管に生まれつき破けやすい瘤ができていたり、心臓の冠動脈に狭窄が起きていたりするケースも考えられます。

実際に、血圧も正常で動脈硬化など考えられなかった若い人が、くも膜下出血で死亡するといったケースが多々あります。心筋梗塞で倒れた天海祐希さんの心臓の冠動脈に狭窄が起きていそうだなんて誰が想像したでしょうか？

だから、心筋梗塞や脳卒中を起こしたくなければ、心臓や脳の血管を直接見ることが必要。それができないオプション検査は、まさに隔靴掻痒なのです。

「PET検査」はもう古い

全身のがんを見つける手法として、一時期「PET（Positron Emission Tomography）」検査がもてはやされたことがありました。

設備の整った病院でPET検査を受けるツアーなどもあり、総額三〇万円ほど費やして多くの人がそれに参加しました。私自身も、かつてはありがたくPET検査を受けていた一人です。

PETは「陽電子放射断層撮影」という意味で、特殊な検査薬を用いて早期がんに目印をつけ撮影します。

どんどん増殖するがん細胞は、普通の細胞と比べて多くのブドウ糖を必要とします。そこで、あらかじめ放射線に反応する特殊なブドウ糖を血管に注射し、しばらくしてからPET撮影をします。

すると、がん細胞があるところに必要とされたブドウ糖が集まります。放射線に反応するようにしているブドウ糖は光り、「そこに、がんがある」とわかるのです。しかも、かなり小さな段階で見つけることができます。

——というと素晴らしい技術のようですが、「そこに、がんがある」の「そこ」は限定されません。たとえば、「肝臓のあたりにある」とわかっても、それが肝臓なのか、胆嚢なのか、腹膜なのかわからない。それをはっきりさせるためには、CT検査を行うことになります。

だとしたら、**最初からCTで腹部を見てしまったほうが二度手間にならないし、時間や金銭の負担も少なくて済みます。**

そうしたことから、私は今ではPET検査は受けていません。

もちろん、PET自体はいい検査であり、現代人はその恩恵を受けています。

たとえば、あるがんの切除手術を行った後で「どこかに転移していないか」を調べるのに有効です。ブドウ糖に反応して光る箇所が一つもなければ「今のところ転移はない」と判断できます。

また、リンパ腫というあちこちのリンパ節に飛ぶ血液のがんの場合、以前であればそれぞれのリンパ節を個別に調べていかなければならなかったのが、PETならば全身のリンパ節を一度に調べられます。

こうした、すでに治療をしているようなケースにおいて、PETは非常に優れた検査です。しかし、**人間ドックのオプションとして選ぶには、あまりにも高価で、もはや古くなっています。**

医学は日々進歩しています。それに乗り遅れてはいけません。

「高級ならいい」のではない

自費で受ける人間ドックは、その値段設定もさまざまです。「安かろう悪かろう」はもちろんダメ。安いと言っても、ある程度のお金は払うのです。いくら一通りの検査をしてもらったところで、肝心のがんを早期で発見できなくては意味がありません。

では、高級ならいいのかと言ったら、そうでもありません。

インターネットで検索すると、次から次へと高級人間ドックのサイトがヒットします。一等地のビルに入っていて、親切そうなスタッフが揃っていて……と「ホテルのようなサービス」をアピールされると、なんとなく安心してしまいますが、**人間ドックにおける最高のサービスは「怖い病気の早期発見」と「最善のドクターの紹介」だということと**

を忘れてはなりません。

日本人に高級人間ドックが広く認知されたのは、バブル時代です。それまで高級人間ドックはごく限られた富裕層だけのもので、一般人は存在すら知りませんでした。

ところが、バブル時代に入ると、風光明媚な観光地に、会員制をうたう高級人間ドックの施設がどんどん建設されました。多くの受診者は、ちょっとした高級旅行の気分で泊まりがけで参加しました。ときには、都心からヘリコプターで現地に向かうといったバカげたこともしていました。

私の知人男性は、数年前まで、関東近郊の湖畔にある高級人間ドックの会員でした。会費は年間五〇〇万円。ＰＥＴ検査も行われ、一流大学の（多くは定年になった）教授でもある有名な医師が理事に名を連ねていて、「なにかあったら、その医者が手術をしてくれたり、いい病院を優先的に紹介してくれたりする」というのがウリでした。

しかし、人間ドックで大事なのは「なにかあったら」の「なにか」が、どれだけ早く発見できるかです。手遅れな状態で見つかったのでは、いくらいい医者や病院を紹介してもらっても命は助かりません。しかも、紹介するのは、その教授の出身大学です。そこがベストかどうかははっきりしません。

もっとも、どんなお金持ちであっても、人間ドックに五〇〇万円も支払うことなどまずしません。五〇〇万円あるなら、もっといい方法をとれると誰でも考えるでしょう。

こんな高級ドックの会費を支払っているのは、たいてい企業です。儲かっている企業が税金対策として役員など特別な立場の人を送っているのです。

私の知人も、ある優良企業の役員でした。その企業では、経費に計上できる交際費や交通費がマックスになったため、幹部社員の健康管理という名目で、一〇人いる役員を合計五〇〇万円もかけて毎年このドックに入れていました。

しかし、知人は数年前に会社を辞めたために、その恩恵を受け取れなくなりました。

では、そのまま自腹を切って会員であり続けるかといったら、「とんでもない」というわけです。

値段のマジックには、よく目を凝らす必要があります。いい検査を受けるために必要なお金を惜しんではいけません。しかし、「高級」につられてはなりません。

起業家のセミナーなどでも、あえて参加費を高い値段に設定するという作戦があると言います。「これだけの値段をとるのだから、この人はすごいに違いない」と参加者に思わせるためです。

自費の人間ドックは、施設側がどのように料金設定してもそれは自由です。「これだけの値段をとるのだから、がんの早期発見は完璧だろう」と思えるかもしれませんが、そんな保証はどこにもありません。

恐るべきトンチンカンドックが存在する

新しく私のクリニックに来院される患者さんに、これまでの健康診断や人間ドックの結果表を持ってきてもらうことがあります。すると、あまりにもトンチンカンな施設があることに驚かされます。まるで三〇年前にタイムスリップしたような検査を、今でも行っているのです。

「ああ、懐かしいなあ。たしかに昔、こういう検査やっていたよね」

思わず、しばし感慨に浸ってしまうほどです。

ある六〇代の男性患者が持ってきてくれた結果表には、ちょっと勉強している医者ならもう決して行わないような検査がずらーっと並んでいました。

もちろん、その施設で働く医者や検査技師も、それら検査が最新だなんて思ってはいないはず。最初に組み立てたプログラムを変えることなく、今日までずっときているのでしょう。

糖尿病専門医としては非常に嘆かわしいのですが、いまだに「空腹時血糖値」だけ調べていて、「ＨｂＡ１ｃ（ヘモグロビン・エイワンシー）値」を調べていない人間ドックもありました。

空腹時血糖値は、前日の食事内容によっても左右されます。また、糖尿病患者の中には、空腹時は正常でも、食事を摂ると血糖値が跳ね上がるタイプの人がたくさんいます。空腹時血糖値だけを見ていたら、それを見逃してしまいます。

対して、「ＨｂＡ１ｃ値」は、ここ一～二か月の間の血糖値の推移を表しているために、**より精度の高い平均的な血糖値の状態を把握できます。**

空腹時血糖値しか測れなかった時代ならともかく、ＨｂＡ１ｃという世界基準のメジャーな検査があるにもかかわらず、それを取り入れようとしないとはいったいどういうことでしょう。本気で受診者の利益を考えているならあり得ないことです。

さすがに、これほどずれた検査をして平気でいるのは、規模が小さく、料金も安めの人間ドックです。有名な大病院の系列ドックや、高級ドックがそんな検査を行っていたら、あっという間にマスコミの餌食になってしまうでしょう。

では、こんなトンチンカンな人間ドックを誰が好んで選ぶのか。大きく二つのパターンが考えられます。

まず、「少しでも安く済ませたい」という個人。しかし、これは少数派でしょう。何度も述べるように、人間ドックを受ける目的はがんなど命を奪う病気の早期発見です。そのためには、中途半端にお金をケチってもいいことはないと賢明な人ならわかるはずです。それに、安いと言っても一定額は必要なのです。だったら、市町村の健康診断を受けたほうがいいでしょう。

トンチンカンな人間ドックの経営を成り立たせているのは、おそらく企業です。企業がそういうところと契約しているのです。

企業は、「社員の健康を考えるように」と国から指導されます。しかし、なかなかお金はかけられません。

経営事情のよくない企業が、「とにかく形だけでも人間ドックをうたっていれば……」と安い施設を探そうとするのは当然でしょう。そこに、「うちなら、安くできますよ」と営業をかけてこられればどうでしょう。

お金をかけたくない企業と、新しい検査を導入したくないトンチンカンドックは、ウィンウィンの関係を築けるわけです。

ここで「でも、どのみち企業が支払ってくれるならいいじゃないか」と思う人もいるでしょう。「自腹で払うのでなければ文句は言えない」と。

もちろん、文句を言う必要などありません。しかし、疑問は持ってください。「この人間ドックは、受けていて本当に得をするんだろうか？」と。

自分の懐が痛まないのなら、どんな人間ドックであれ、受けたほうが得でしょうか？

もしかしたら、受ければ受けるほど損をすることはないのでしょうか？

損をするなどという生易しい表現で済む問題ではなく、**そのために命を落とす結果に**

なりはしないでしょうか?

どうか、この点をよくよく考えてみてください。

最後の章では、あなたが自分の命を自分で守るためにどうすればいいのか、具体的に見ていきましょう。

第3章 あなたが受けるべき検診とは？

受診者自身が、自分で組み立てる時代。受ければいいのは、たったこれだけ!

あなたはこれまで、どんな目安で人間ドックを選んできたでしょうか。

「有名な大学病院がやっているところなら安心だと判断した」

「友人が毎年受けているクリニックを紹介してもらった」

「会社が加入している保険組合が指定するところに行くだけ」

おそらく、このような理由で決めた人間ドックに出向き、そこで組まれるままに検査を受けてきたのではないかと思います。最近では、腫瘍マーカーなどオプション検査も増えているのでちょっとしたオーダーメイド気分も味わえます。

しかし、そうした人間ドックでも、**結局のところ検査項目自体に抜けがある**ということは、充分に理解していただけたのではないでしょうか。

一昔前、まだ日本人の健康管理に対する認識が薄い時代には、人間ドックは一定の役割を果たしました。当時は、勤め人でも最低限の健康診断しか受けていなかったし、家庭の主婦ともなると、機会がなくて血液検査すら何十年もやっていないということもざらにありました。

そうした時代に人間ドックを受けるという経験は、より主体的に自分の健康管理に関与していこうという意識を喚起することにつながりました。

しかし、時代はさらに進みました。人間ドックで与えられた検査を受けるという受動的な姿勢からは、一歩抜け出て考える必要がありそうです。

ＩＴ分野などと同様、医学界は日進月歩の進化を重ねています。医者の私でも目が回るほど、検査器機もどんどん高機能なものが生まれ、優れた技術を取得したスーパードクターも育っています。ＰＥＴのように、かつて「最高」だったものが、あっという間にそうではなくなっているのです。

しかし、それは悪いことではありません。それだけ、**いい検査が受けられる時代になっているということです。なのに、その恩恵に浴していない人が多すぎるのです。**

今は、変化を読んで独自の取り組みをしている、検査機関、医療機関も増えています。

そうした最新の知識を得て、これからは、受診者が自分で最良の方法を組み立てていかねばなりません。

なにしろ、あなたの命がかかっているのです。

あなたが家を建てるときには、一生の財産だからと慎重にハウスメーカーを選ぶはずです。場合によっては建物はA社に、門壁などの外回りはB社にと分けることもあるでしょう。すべてにおいてベストなチョイスをと考えれば当然のことです。

命は家よりも大切な財産です。毎年どのような検査を受けるかは、ハウスメーカー選びよりもはるかに重要です。

これから細かく説明していきますが、**血液検査、尿検査、血圧測定という基本中の基本項目は、健康診断として受けることが大切です。**そのほかに、あなたが受けるべきは以下の二点です。

◎首から下腹部までCTで輪切りにして見る。

◎胃と腸は内視鏡（カメラ）で粘膜を直接見る。

これでほとんどのがんはカバーできます。とくに激増している肺がんや大腸がんは、従来の胸部エックス線検査や便潜血検査をはるかに凌いだ精度が期待できます。

これに**脳のMRIを加えれば、脳卒中も予防**できます。

心臓の冠動脈CTを加えれば、心筋梗塞も予防できます。

また、**女性は子宮頸部の細胞診、男性は前立腺がんを確実に見つけるPSA**という腫瘍マーカーをチョイスすれば、かなり完璧に近くなります。

エックス線検査、超音波検査で絶対見つけられない小さながんを見つける「全身CT」

１２４ページにあるのは、私の患者さんを紹介した、ある検査機関から送られてきた報告書です。**糖尿病患者は、がんの罹患率が健常者の三・一倍にのぼることがわかっているため、私のクリニックでは、患者さんに年に一度の全身CT（コンピュータ断層撮影診断）検査を薦めています。**首から下腹部まで、CTで輪切り撮影して小さながんが存在しないかチェックしてもらうのです。

CTは、体にエックス線を照射し、通過したエックス線量の差をデータ化しコンピュータ処理することで、体の内部を画像化します。ドーナツ状の器機の真ん中を人間が通過して輪切り状態に撮影します。

六ミリ刻みで撮影しているため、六ミリを超えたがんは必ず写ります。それを絶対に

●全身CTの結果報告一例

『医療機関用報告書』

検査日	2015/01/13
検査ID	A143443-002-1
患者名	
年齢・性別	75才　　男
生年月日	

RPA1434430021

5531

胸・腹部CT

前回CTを参照しました。

胸部：右肺上葉に石灰化小結節を認め，縦隔リンパ節に石灰化がみられます。
右肺中葉には気管支拡張、慢性気道炎症が疑われます。腫瘤や浸潤影は指摘できません。
胸水や有意なリンパ節腫大を認めません。
冠状動脈、胸部大動脈に石灰化を認めます。

腹部：肝内には腫瘤性病変を認めません。胆嚢、脾臓、膵臓に異常を認めません。左腎に小嚢胞がみられます。

頚椎、腰椎術後、右頚動脈ステント。

脂肪測定CT:
全体脂肪：211.57cm3
内臓脂肪：130.04cm3
皮下脂肪：81.53cm3
内臓脂肪は増加し基準値100cm3を超えています。適度な有酸素運動や食事療法を推奨いたします。

【まとめ】
中葉気管支拡張
動脈硬化、内臓脂肪増加

作成日 2015/01/16	読影医	読影医

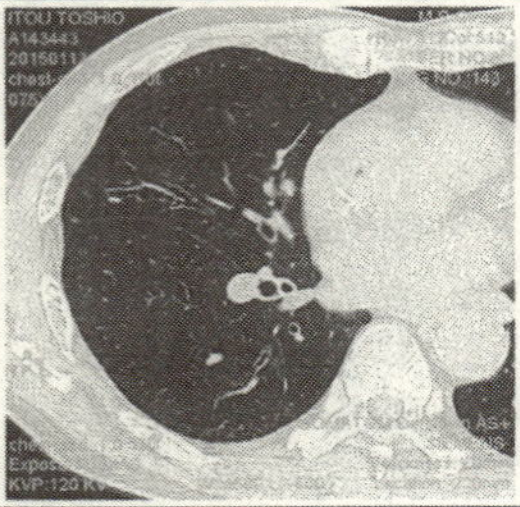

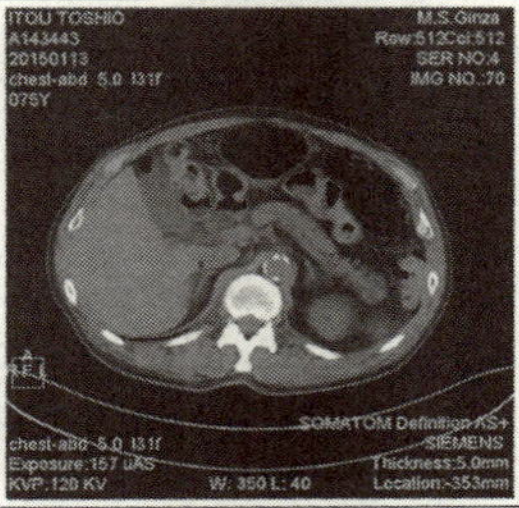

●CTの仕組み

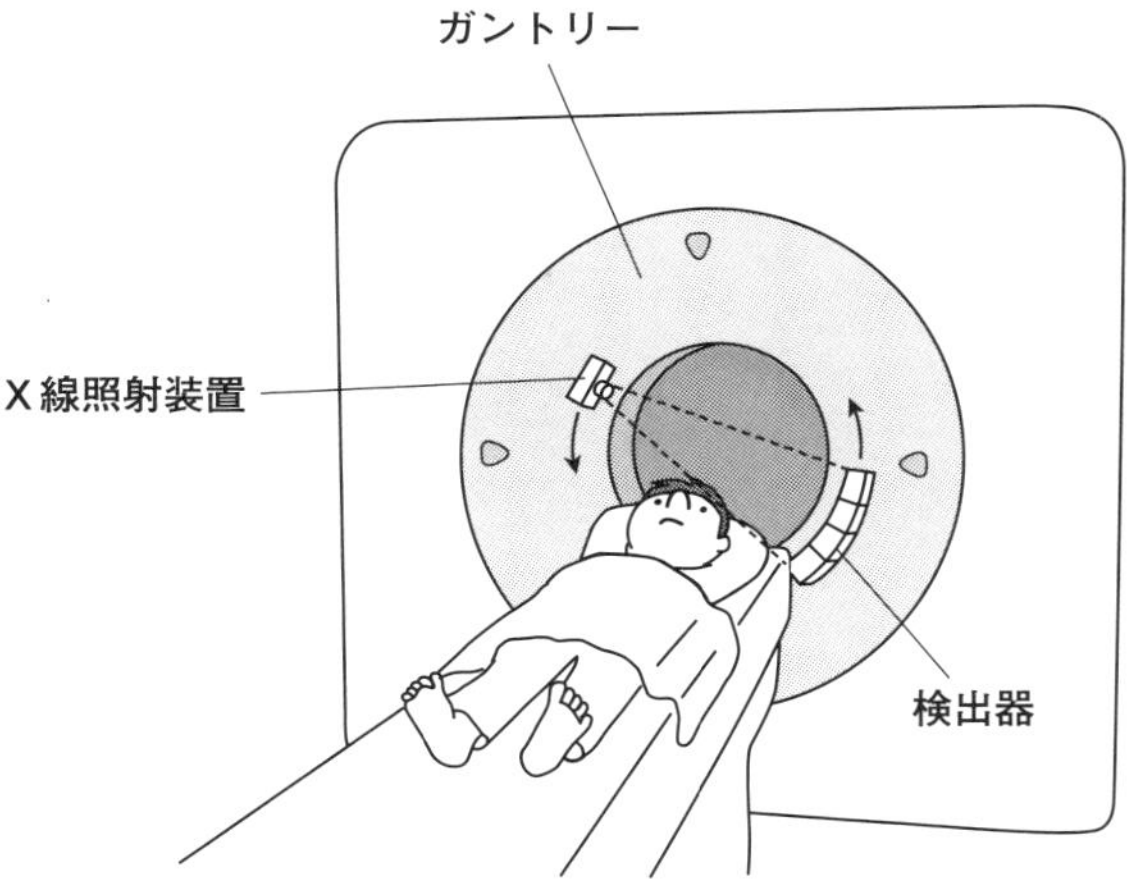

ガントリー
X線照射装置
検出器

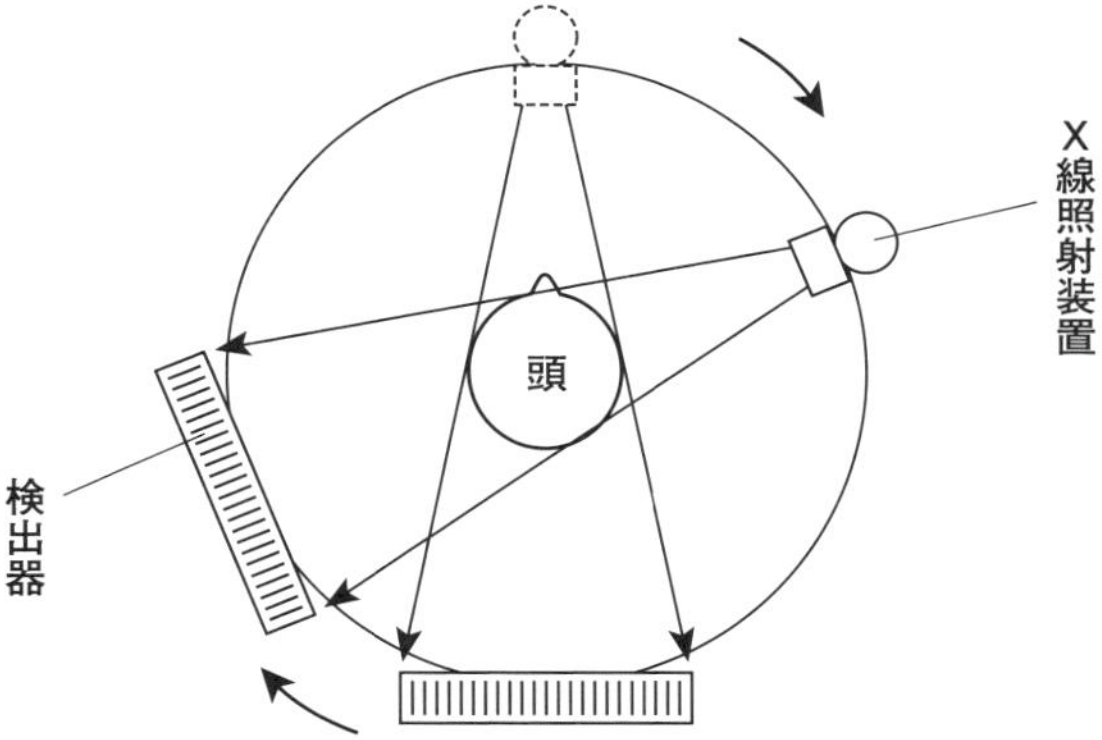

X線照射装置
頭
検出器

見落とさないように、この検査機関では、二人の「読影医（放射線専門医）」がダブルチェックしています。

この患者さんの場合は、大きな問題はなしで返ってきています。全身をCTで撮影すれば誰でも昔の病巣など小さな異変は指摘されます。そんなことはどうでもいいのであって、とにかく早期がんを見つけることが全身CT検査を受ける目的です。

腹部超音波や胸部エックス線検査では、とてもCTのようにはっきりわかりません。早期がんは見落とす可能性大です。前述したように、父は腹部超音波検査を受けたのに命を落としました。

実際に、全身CT検査を受けている私の患者さんからは、年間かなりの数の早期がんが見つかります。私は約三〇〇〇人の糖尿病患者さんを診ていますが、そのうち、毎年約一〇人の肺がん、約一五人の食道がん、胃がん、大腸がんが早期に発見されます。その他のがんも、年一五人くらい見つかります。

ある男性は、肺に七ミリのがんが見つかりました。**七ミリの肺がんは、胸部エックス線検査のレントゲン写真には絶対に写らないと言ってもいい**でしょう。

早速、私が日本一と信頼している呼吸器外科医を紹介し、事なきを得ています。毎年約一〇人見つかる肺がん患者は全員助かっています。

男女問わず激増している肺がんや、**腹部超音波検査ではほとんど見つけることができない胆嚢や膵臓や卵巣などのがんを早期に発見するには、CTで輪切りにして調べるしかありません。**

CTはエックス線を用いて撮影します。しかし、CT器機の性能はどんどん向上しており、被曝量も激減しています。最近のCTは撮影スピードもアップし、首から下腹部までだいたい一〇秒くらいで終了です。早く終わるということは、それだけ被曝量も少ないということです。私が連携している施設のCT被曝量は、普通のものの1／12です。最新のものは1／200という低被曝の器機もできています。安心して受けてください。

「どれほど少なくても被曝は嫌だ」という人にはMRI（磁気共鳴画像診断）を用いる方法もありますが、時間がかかるのと、閉所恐怖症の人は圧迫感を覚えるのが難点です。

また、肺のように空気がたくさんあるところはMRIでは上手に撮影できません。胸部はCTに限ります。

最新の「胃カメラ」と「大腸カメラ」で、確実にがんを発見する

食べた物が入って出ていく食道から肛門までの消化器は、CTに頼るのではなく、直接その粘膜を見るのが一番です。

胃カメラと大腸カメラによる検査を年に一度受けましょう。

胃カメラについては、オプションで取り入れている人間ドックも増えています。申し込み段階で、「胃の検査はバリウムと胃カメラのどちらを選びますか？」と聞いてくる人間ドックもあります。ここまで読んできた読者なら、もはや選択の余地はないということがわかるはずです。精度が低いのに被曝量がばかにならないバリウムはやめて、必ず胃カメラを選択しましょう。

胃カメラでは、胃だけでなく、食道や十二指腸の病変も見つけることができますし、小さな病変はその場で切除することができます。

「理屈はわかるけれど、胃カメラは苦しいからバリウムを選んでいる」という人もいるはずです。しかし、胃カメラが苦しいというのは過去の話です。

たしかに、三〇年も前の胃カメラは大変でした。カメラの部分はそれこそホースくら

いの太さがありましたから、どうしても飲み込めずに途中で検査中止になるケースも多々ありました。

しかし、今はカメラ自体が非常に小型化され、ワイヤー部分もスムーズに曲がるためちっとも苦しくありません。最新の方法をとっている施設なら、点滴などで精神安定剤を投与してくれますから、横になって眠っている間に終わってしまいます。検査に要する時間は、だいたい五分から一〇分くらいです。

ちなみに、「口から入れるよりラクだから」と、鼻から入れるタイプのカメラが用いられることもあります。しかし、カメラの先についているライトの光量が少ないなど機能面で経口タイプに劣ります。また、経鼻タイプは、病変が見つかったときにそのまま切除するということが困難です。

結局、再び口から飲むことになるのですから、**経鼻タイプの胃カメラはまったくおすすめできません。しかも、負担はたいして変わりません。**

そもそも、口から飲む胃カメラで苦しい思いをさせられたなら、その検査機関は古い道具を用いているか、下手な医者がやっているかのどちらかですから、眠っている間に、苦痛なく検査してくれるところに変更したほうがいいでしょう。

次に大腸内視鏡による検査ですが、胃カメラよりも多少、準備に手間がかかります。検査の三時間くらい前から時間をかけて二リットル近い下剤を飲み干し、大腸に残っている便をすべて出し切る必要があるのです。

以前は、この排便作業を検査当日、早朝に自宅で各自行ってきてもらっていました。しかし、最近は検査機関に出向いてから行ってくれるところもあります。遠距離でなければ、どのようにするか、検査機関に遠慮なく問い合わせてみましょう。

最近の方法では、大腸内視鏡もベッドに横になって寝ている状況で行われます。肛門から挿入された内視鏡は、直腸、S状結腸、下行結腸と進んでいき、一度大きく曲がって横行結腸を、また大きく曲がって上行結腸、そして盲腸までを見ていきます。上手な医者なら行き帰り五分で検査終了です。下手な医者だと、途中までしか検査できません。大腸カメラは、腕の違いがたいへん大きい。また、腸に穴を開けられて死ぬ思いをしたという人もいます。危険をともなうので、上手な医者にやってもらうことが大切です。

途中、**がん病変やポリープがあれば、ＥＭＲ（内視鏡的粘膜切除術）でその場で切除**

することが可能です。具体的には病変部分に生理食塩水などを注入して膨らませ、カメラの先についたワイヤーを引っかけて焼き切るというものです。ＥＭＲなら、その日のうちに帰宅して翌日から普通に生活ができます。

しかし、進行したがんが見つかった場合はこれができず、改めて開腹手術を行うことになります。開腹手術となれば仕事も長期間休まねばならず、肉体的負担も増します。なによりも、がんの治癒率がぐっと落ちていきます。だからこそ、そうならないうちに定期的に大腸内視鏡検査を受けてください。

下剤を飲んでトイレに通う三時間と、お腹の中をカメラが行き来する五分間。その時間を嫌がって、一生を台無しにしてはなりません。日本人に激増している大腸がんが、いつあなたを襲うかもしれないのです。とくに女性は、大腸がんが死亡原因の第一位だということを肝に銘じて、ぜひこの検査を行ってください。

なお、便潜血検査は受けても受けなくても結構です。便を提出することなど痛くも痒くもないのですから、受けること自体はもちろんＯＫです。しかし、便潜血が確認されなかったら、あなたの大腸にがんがないというわけではありません。**大腸がん検査の第**

――選択肢は大腸内視鏡検査しかありません。

胃や大腸の検査は、腕のいい医者にやってもらえるかどうかで、天地の差

胃カメラや大腸内視鏡による検査は、それを行う医者の腕によっていろいろな意味で**差が出ます**。だから、検査機関はじっくり吟味しなければなりません。

まず、受診者の負担に差が出ます。

胃カメラも大腸内視鏡も性能は著しくアップしたとはいえ、不器用な医者が扱ったのでは時間がかかるばかりで受診者は苦しい思いをするでしょう。

また、検査の精度にも差が出ます。

胃カメラや大腸内視鏡は、CTのように写真に撮って後からじっくり見るということができません。短時間にその場で粘膜を見ていきます。だから、**経験の浅い医者がやればば小さながんを見落とす可能性もあります**。

ここで、「はじめに」でちょっと触れた話を思い出してください。私のクリニックの患者さんからは、年間五〇人弱の割合で早期がんが見つかると述べました。そして、た

った一人を除いてみな完治しているということも。

そのたった一人とは、五〇代後半の女性で、残念ながら大腸がんで亡くなりました。

私の患者さんのうち、胃や大腸のがんが見つかる人は年間約一五人います。五〇代後半のその女性は、他の人たちと同様、毎年胃カメラと大腸内視鏡の検査をきちんと受けていました。

ところが、最初に私が紹介した胃腸クリニックはいつも予約が立て込んでいて六か月待ちの状態になり、その女性となかなか日程が合わないようでした。そのため、その年から別の胃腸クリニックで大腸内視鏡検査を受けました。

おそらく、以前の医療機関で見落としがあったのでしょう。その新しいクリニックで検査を受けたところ、いきなり進行した大腸がんが見つかったのです。

大腸がんは一年でそれほど大きくなるはずがありません。「大腸内視鏡検査は二年に一回で大丈夫」という医者もいるほどです。その女性がきちんと毎年受けていたことを考えると、前の年に見落としがあったとしか考えられません。

胃カメラや大腸内視鏡の検査は、「どこの施設で受けるか」ということより「誰にや

ってもらうか」がはるかに重要です。

極端な話、一〇台の検査器機を持つ大施設に行けば、一〇人の医者がいて上手な人に当たるか下手な人に当たるかわかりません。だから、私のクリニックでは、規模は大きくなくても最新の器機を持ち、かつ腕のいい医者が行ってくれるところを患者さんに紹介しています。

私自身も、規模は決して大きくないクリニックで、胃カメラと大腸内視鏡検査を一年に一回受けています。そこには、私が尊敬するスーパードクター（仮にドクターKと呼びましょう）がいるからです。

このクリニックでは、ドクターK本人が選んだ精神安定剤を事前に注射してくれます。そうするとすぐに眠り込んでしまいます。受診者がまったく苦痛を感じないうちに、胃カメラも大腸内視鏡もそれぞれ五分で完璧に見てくれます。

はじめてこのクリニックで検査を受けたとき、私は看護師さんに笑われました。

「牧田さん、起きてください」

「あれ？　僕ちょっと寝ちゃったんですね。検査はこれからですか？」

「もう終わりましたよ」

これ、つくり話ではありません。私が「これからだ」と思ったのは、目が覚めたときにどこにもまったく違和感がなかったからです。胃カメラを入れたにしては、喉がひりひりするでもない。大腸内視鏡を入れたにしては、お腹が張ることもなく肛門もなにも感じない。「本当にやったの？」とびっくりしました。

私がこのドクターKを頼りにしているのは、高い技術はもちろんのことながら、私の立場を考えてくれるからです。

「牧田さんの仕事がお休みの土曜日にやりますから、必ず、毎年受けてくださいね。そうすれば、もし、がんが見つかったとしても早期だからその場で完璧に取ります。その場でがんを完全に切り取って、月曜日から仕事ができるようにしますからね」

これは非常にありがたい。私は月曜日から金曜日まで患者さんの予約が詰まっていて、休むことはできません。予約を取って遠方から来てくれた患者さんに、「院長急病のためしばらくお休みします」などという張り紙を読ませることがあってはならないのです。

ちなみに、ドクターKいわく、**大腸と食道はとくにがんを見落としやすい部位なのだ**

そうです。

もともと大腸は提灯の蛇腹のようになっています。肛門から盲腸まで、およそ一・五メートル。それが折りたたまれるようにして腹腔内に収まっています。そこに空気を入れながら広げて腸の壁を見ていくわけですが、空気の入れ方がうまくないと、ひだが広がりきらずに見落とす部分が出てしまうのです。

また、食道がんには、盛り上がらずに横に広がっていくタイプが多いので、早期ではがんだと気づきにくいのだそうです。少しでも怪しいと思ったらその部分にルゴールなどの薬剤をかけ、色素の変化で超早期のがんを見つけ出す能力が求められます。

腕のいい医者は、ただ腕がいいだけでなく自己投資も惜しみません。ドクターKの場合も、腕がべらぼうにいいのに加え、使っているカメラもオーダーメイドものです。がんが見つかったとき、手術してその後縫えるように、カメラも独自の特別仕様を追加オーダーしているから、値段は目が飛び出るほど高い。それでも、腕が良ければ評判を呼んで患者さんが引きも切らないため、カメラ代などすぐに回収できるというわけです。

実際に、つい最近も私のクリニックの六〇代の女性患者が、ドクターKに早期の食道がんを発見してもらい、その場で取ってもらって事なきを得ました。

食道がんを胃カメラ（を通して挿入した器具）で切除できるというのは本当に驚きの、神の手と言うべき腕前です。食道がんも進行すれば手術となりますが、食道がん手術は難易度が高く患者の負担も相当大きいことで知られています。胃カメラで取れるか、手術をしなければならないかには、天と地以上の開きがあります。他のドクターに大腸カメラをやってもらったところ、腸に穴を開けられ、死ぬ目にあったという人もいます。

あなたの健康管理においても、積極的に「天」を取りにいきましょう。

五〇歳を過ぎたら、男女とも受けたい「冠動脈CT（心臓CT）」

日本人の死亡原因の一位はがん、二位は心疾患です。一口に心疾患と言ってもいろいろありますが、**死に直結し、かつ罹患率も高いのは心筋梗塞**です。

心臓は、私たちが眠っている間も絶えず働き、全身に血液を送ってくれています。すべての臓器は、心臓から送られる血液によって酸素やエネルギーを得ています。その供給が止まったら、各臓器は機能しなくなり、壊死していきます。だから、心臓が機能しなくなることは死そのものなのです。

心臓はほとんど「心筋」と呼ばれる筋肉でできており、その筋肉がポンプのように収縮と拡張を繰り返すことで、全身に血液が送られます。

では、心臓自体はどうやって機能しているかと言ったら、やはり血液から送られる酸素とエネルギーによって動いています。その心臓に血液を供給するのが「右冠動脈」「左冠動脈」という二本の冠動脈です。心臓は、この二本の冠動脈と、そこから枝分かれした計四本の血管で動いています。

これら血管が狭窄して細くなるのが「狭心症」、完全に詰まってしまうのが**「心筋梗塞」**です。いずれも、心臓に向かう血液が不足することから**「虚血性心疾患」**と呼ばれます。激烈な胸の痛み、息苦しさ、背中や肩の痛み、吐き気などに襲われます。

それでも、狭心症の発作は長くても一五分ほどで収まります。それ以上続くようなら心筋梗塞の可能性が高いので、救急搬送が必要です。

心筋梗塞で血管が完全に詰まってしまうと、血流が途絶えた部分の心筋は、酸素やエネルギーを受け取れなくなり壊死していきます。

このとき、枝分かれした小さな血管が詰まったのなら、心筋の壊死する範囲も狭くて済みます。だから、早く適切な処置をすれば命拾いできます。しかし、大きな冠動脈が詰まってしまうとそうはいきません。発作が起きてすぐに救急車を呼んでも、病院到着前に亡くなるというケースも多々あります。これが、心筋梗塞のとても怖いところです。**血管の狭窄が七五パーセントを超えたら、もういつ完全に詰まってもおかしくないと考えていい**でしょう。というのも、血管が詰まる原因は、その血管自体の完全狭窄だけではないからです。

血管に狭窄があるということは、そこに「プラーク」というこんもりした塊ができているということです。このプラークはぶよぶよとしていて、そこから血の塊（血栓）がはがれ落ちることがあります。はがれ落ちた血栓は血管内を巡ります。この血栓が、七五パーセントも狭窄しているところに挟まったら完全に詰まってしまいます（140ページ図参照）。

だから、七五パーセント狭窄したら、ステントなどを入れて血管を広げてやらなければなりません。さもないと、いきなり心筋梗塞の発作に襲われ、そのまま命を落とすこ

●心筋梗塞が起きる原因

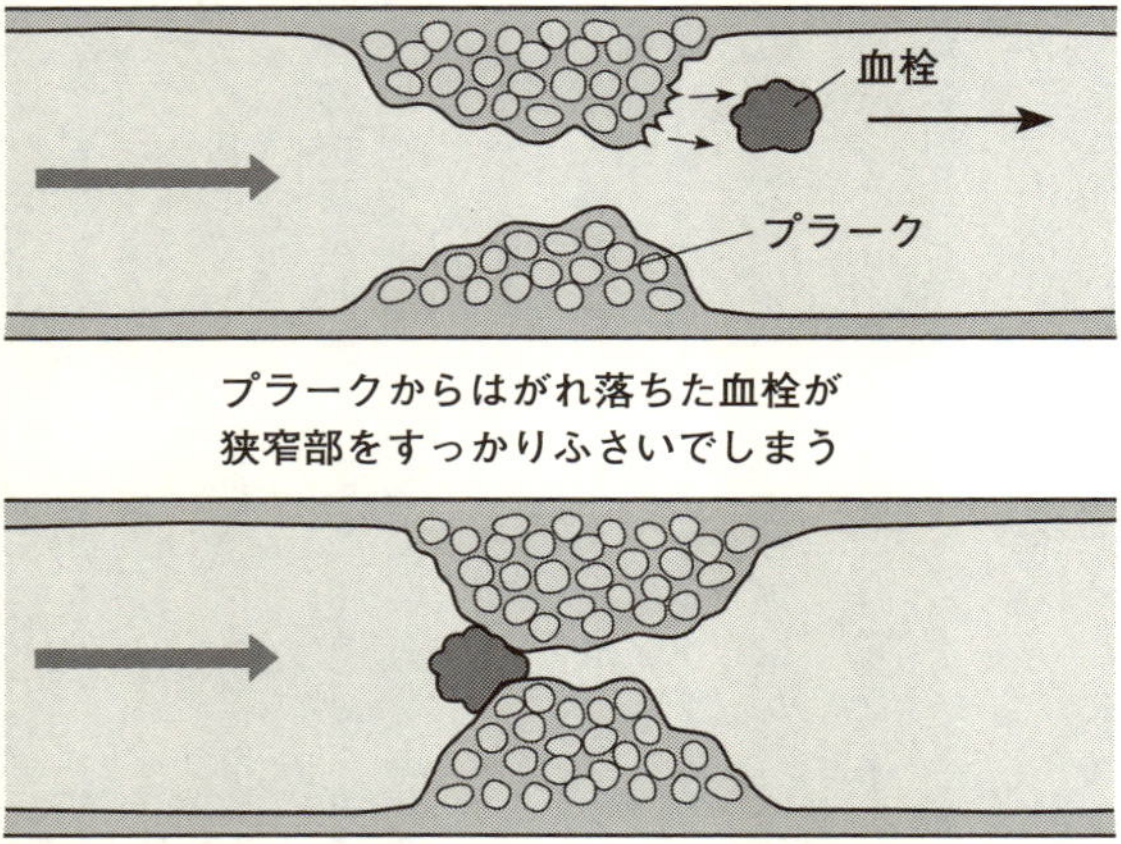

プラークからはがれ落ちた血栓が
狭窄部をすっかりふさいでしまう

とにもなりかねません。

　とはいえ、自分の心臓の冠動脈がどのくらい狭窄しているかなんて、私たちにはわかりません。以前は、それを知るためには「心臓カテーテル」と呼ばれる冠動脈造影検査を受けるしかありませんでした。

　心臓カテーテルは、太ももの付け根の動脈などから、直径一ミリ程度の細長い管を挿入し心臓の冠動脈まで通し、そこから造影剤を注入して撮影するというものです。

しかし、この検査は受診者の負担が大きく、しかも大変危険なのでとうてい人間ドックの検査項目にできるようなものではありません。

そこで、もっと**簡単に、しかも安全に冠動脈の状態を検査するために開発されたのが、「冠動脈CT（心臓CT）」と呼ばれる装置**です。

これまで、心臓をCTで撮るのは無理とされてきました。心臓は絶えず動いているために画像がぶれてしまうからです。その問題を解決したのが撮影のスピードアップ。素早く撮影することで動いている心臓を止まっているかのように撮ることができるようになりました。

それでも、撮影中に一〇秒ほど息を止めることが求められます。また、脈が速い人は薬剤でそれをゆっくりにする処置が施されることもあります。

少量の造影剤の注入も必要ですし、多少の被曝もします。しかし、**心臓カテーテルよりはるかに簡単でその日のうちに帰宅できる非常に優れた検査**です。

心臓CTの機材にはいろいろあって、今は聖路加国際病院が、最新鋭の機材を備えています。しかし、多少機能は落ちても、その分、医者の技量で充分にカバーできている機関もあります。

糖尿病の人、LDLコレステロール（悪玉コレステロール）値が高い人や高血圧の人、

親族に心疾患が多い人などは受けてみる価値は充分にあります。とくに、女性は閉経すると、それまで血管を守ってくれていた女性ホルモンが減ることで動脈硬化が進行しやすくなります。

五〇歳を超えたら、男女ともに心臓のCT検査を受けてみてはいかがでしょう。

糖尿病患者は、年齢に関係なく「心臓の冠動脈CT」が必須

糖尿病のある人は、たとえ三〇代であっても心臓のCT検査を受けてみたほうがいいでしょう。血糖値が高い状態が続けば血管が傷つき、動脈硬化を進行させます。糖尿病があると、健常者よりも心筋梗塞を起こしやすいのは明らかです。

東北薬科大学病院（旧東北厚生年金病院）の独自の調査では、**心筋梗塞を起こした患者さんの三分の二が糖尿病も患っているというデータがあります。**がんと同様、「自分はとくに注意が必要だ」と考えておく必要があるのです。

また、**糖尿病があると、合併症である神経障害**が起こります。それによって「無症候性心筋梗塞（無痛性心筋梗塞）」を招く可能性が高いのです。

普通、心筋梗塞の発作はひどい苦痛をともないます。その人が一生の中で経験する最も苦しい症状と言われています。「心臓をえぐりとられるようだ」と表現する人もいます。嫌でも救急車を呼ばずにはいられない恐怖感に陥ります。

ところが、神経障害があると、まったく痛みを感じないのです。

「なんだか、胸がむかむかするな」

「背中のあたりが凝っているような不快感があるんだよね」

こんな受け止め方をしているうちに、どんどん心筋が壊死してしまい手遅れになるということが起きます。糖尿病による神経障害がある人の場合、心筋梗塞を起こしたときの死亡リスクが三倍に跳ね上がるとされています。

私の患者さん（仮にSさんとしましょう）は、なんとなく心臓のあたりに違和感を覚えて、自宅近くの医療施設を訪ねました。

「牧田先生も心臓をちゃんと調べろといつも言っているし、この際だからちょっと診てもらうか」

気楽な受診でした。

ところが、検査をしてくれていた若い医者の表情が見る見る変わっていったそうです。「あなた、よくここまで来ましたね。ひどい心筋梗塞を起こしています。ただちに手術しないと命が危ないです。すぐに準備に入りましょう」

「いや、そんなに急に言われても。午後には取引先との打ち合わせもありますし」

「なに言っているんですか、死にたいんですか」

なんの準備をする間もなく、そのまま緊急入院となりました。

偶然にもその病院には、超がつくほど有名な心臓外科医がいて、患者さんたちはその手術を受けるのに何か月も順番待ちをしていました。

Sさんも本当だったら、その順番の一番最後に回らなければならないところです。しかし、Sさんの場合、もう本当に急を要していてその心臓外科医が手術しないわけにはいかない状況でした。

まさに不幸中の大幸い。Sさんはその心臓外科医によるバイパス手術を受けて九死に一生を得たのです。

しかし、誰もがこんなラッキーなストーリーを描けるわけではありません。Sさんも受診が数日ずれていたり、他の病院へ行っていたりしたら今はこの世にいなかったかもしれません。**大事なことは、前もって自分の冠動脈の状態を知り、適切な処置をすることです。**

私のクリニックでは、すでに一〇〇〇人を超える患者さんを信頼のおける医療機関に紹介し、最高の器機による心臓CT検査を受けてもらっています。その結果、約一五〇人が冠動脈に七五パーセント以上の高度狭窄を有していることがわかりました。その誰もが自覚症状を示していません。それらの患者さんはみな、ステント治療やバイパス手術を受け、大事に至らずに済んでいます。

それにしても、一〇〇〇人中一五〇人、つまり一五パーセントという数字には、私も検査をした循環器の専門医も驚かされました。しかも、これは七五パーセント以上の狭窄であり、その他の患者さんも、大半の人で多かれ少なかれ冠動脈に狭窄が見られました。

しかし、狭窄があったとしても早く手を打てばいいのです。なんら悲観することはありません。糖尿病のある人は、前向きに心臓のCT検査を受けましょう。

●脳血管疾患の死亡率の推移

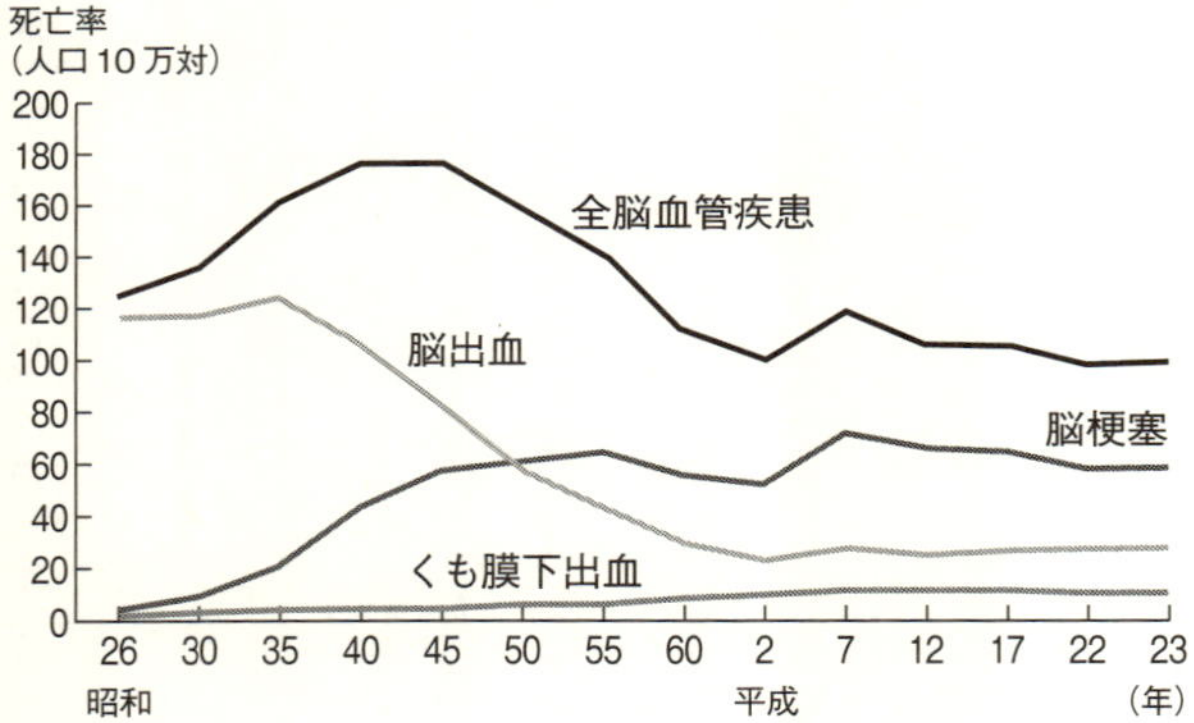

厚生労働省人口動態統計特殊報告より

加えて、次に紹介する脳のMRIも受けてみるといいでしょう。

脳は「MRI」でチェックする

死に至る脳の疾患と言えば、「脳卒中」と「脳腫瘍」が考えられます。しかし、普通の人間ドックでは脳の検査はしません。**脳は、専門機関でMRIによる検査を受けるのが一番です。**

脳卒中には、脳の血管が詰まる「脳梗塞」と、脳の血管が破れる「脳出血」があります。また、くも膜の下の脳脊髄液の部分に出血が起きる「くも膜下出血」は、比較的、若い世代に起こり致死率が高い病気です。

右のグラフを見てもらえばわかるように、**脳卒中死の六割は脳梗塞**が占めています。

脳梗塞は、たとえ命が助かっても重い後遺症を抱えることになります。

脳の動脈がどこか詰まれば、血液が行き渡らず酸素やエネルギーの供給が途絶えたエリアの細胞は必ず壊死してしまいます。たとえば、右半身の動きを司る細胞が死んでしまえば、それを生き返らせることは不可能です。リハビリを頑張って右半身の動作をいろいろカバーできたとしても、不自由さは残ってしまいます。

今、なんら問題を感じなくても、MRIで脳の画像を撮影すると、**「ラクナ梗塞」**という非常に小さな梗塞の痕跡が見つかることがあります。これがある人は、将来大きな梗塞を起こす可能性が高いので、血液が固まりにくくなる薬を飲んだり、生活習慣を見直したりすることでその危険を未然に回避できます。

また、MRIによって「脳動脈瘤」もよく見つかります。脳動脈瘤とはその名のとおり、脳の動脈に瘤状の膨らみができているものです。こうした病変は破裂しやすく、くも膜下出血の最大の原因となっています。

くも膜下出血は、働き盛りの年代に多く発症し、死亡率も高いため極力、予防したい病気です。五〇〜六〇代に多く発症し、女性が男性の二倍近くになります。

後遺症なく社会復帰できるのは三割に過ぎず、約半数が初回の発作で命を失い、二割は命は助かっても後遺症が残るとされています。また、初回発作ではなんとか適切に治療できても、またすぐに再発作を起こし、病院で亡くなる人も多くいます。

家系的な要素も強い病気とされているので、親族にくも膜下出血を起こした人がいる場合、とくに注意が必要です。

MRI検査によって脳動脈瘤が見つかったら、定期的に検査をして、その大きさによってはあらかじめ瘤の根元の部分をクリップで留めてしまう手術が必要でした。しかし、治療技術の進歩のおかげで、頭の手術をせずに、ももの動脈から挿入したカテーテルで、瘤の中にコイルを入れて破裂しないようにする治療で済ますことができるようになりました。

MRIの検査と同時に行う検査で、脳梗塞や脳動脈瘤、脳腫瘍以外にも、アルツハイマー病（認知症）の有無もわかります。

●脳動脈瘤によるくも膜下出血

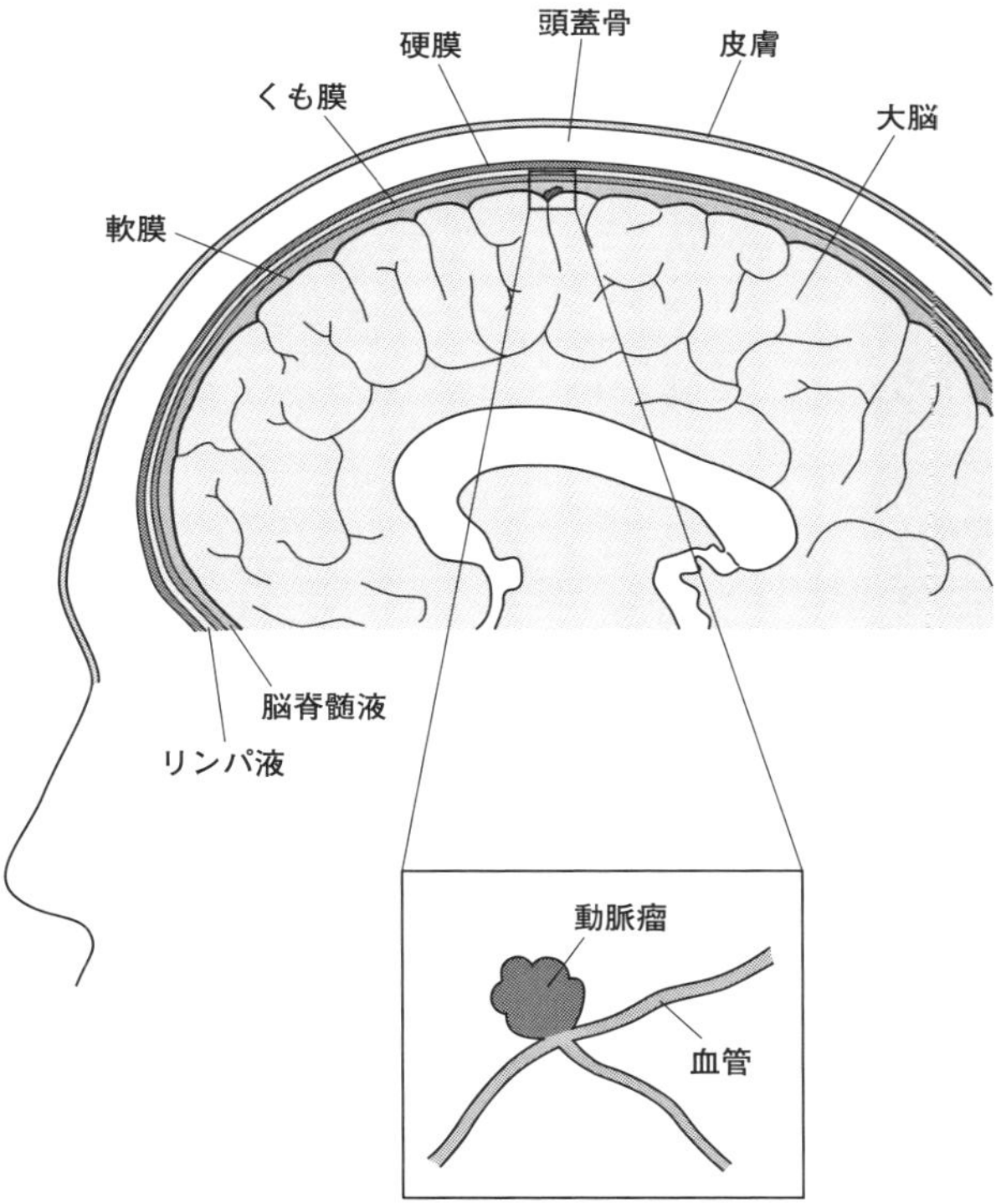

動脈瘤が破れ、脳脊髄液が循環しているくも膜下に出血が広がる

ちなみに、なぜCTではなくMRIかというと、小脳や脳幹という部分は厚い骨に囲まれているためエックス線に乱れが起き、CTではよく見えないからです。

MRIは、簡単に言ってしまうと、強い磁石と電波を使って体を輪切りにして撮影する検査です。強い磁気の中にいる受診者に外から電波を加えると、体内の水素原子が共鳴し微弱な電波が発生します。これをコンピュータ処理して画像化します。

CTと違ってまったく被曝しませんが、大きな円筒形の磁石の中に入り、外からトントンという大きな音が聞こえるのに、しばし耐える必要があります。

磁石ですから、体につけている金属類はすべて外す必要があります。時計やアクセサリーはもちろんのこと、女性は小さなヘアピンまで注意してください。

なお、心臓のペースメーカーにも金属が使われているため、ペースメーカーを入れている人はMRI検査は受けられません。

糖尿病は、死に至る病気の原因となり得る。体の「糖化」に細心の注意を！

これまで説明してきた特別な検査のほかに、「**血液検査**」と「**尿検査**」は定期的に受

けましょう。市町村の健診などでも、これらは必ず行われます。ただし、重要な項目とそうでもない項目があります。とくに厳しくチェックしてほしいのが糖尿病に関する検査です。

糖尿病は、一口に言えば血液中のブドウ糖が増えてしまう病気です。

私たちが糖質（炭水化物）を摂取すると、それはすべてブドウ糖に分解されます。このとき、健常者は膵臓からインスリンというホルモンが分泌され、ブドウ糖を筋肉細胞、脂肪細胞、脳細胞などにエネルギーとして取り込んでくれます。

しかし、あまりに大量に糖質（炭水化物）を摂り続ければ、その作業が間に合いません。また、激務にさらされていた膵臓は疲れ果て、やがてインスリンの出が悪くなります。それによって細胞内に取り込めなくなったブドウ糖が、血液中に溢れ出してしまうのが糖尿病です。

しかし、血液中にブドウ糖が溢れている（血糖値が高い）だけでは、痛くも痒くもありません。だから、指摘されても放っておく人が多いのです。そして、合併症で大変な思いをすることになります。

高血糖が続くと、血管が傷つき動脈硬化が促進されます。細い毛細血管は、どんどん詰まってぼろぼろになっていきます。

目の毛細血管がやられる「糖尿病網膜症」になれば、失明の危機に瀕します。腎臓の毛細血管がやられる「糖尿病腎症」になれば、やがて人工透析が必要になります。

また、神経系統の毛細血管がやられれば、シビレや感覚の麻痺が起きます。この糖尿病神経障害は侮れません。たとえば、足に傷ができても痛みを感じないため放置し、壊疽を起こして切断を余儀なくされるといったことが起こります。前述したように、心筋梗塞の発作を起こしているのに、痛みを感じ取れないこともあります。

なんの不自由もないからと高血糖を放置していると、いずれ**合併症**で「**重病人**」になる日が来ます。

そして、さらに問題なのは、**糖尿病患者は、がん、心疾患、脳疾患、肺炎、認知症など、あらゆる〝みなが嫌う病気〟にかかりやすい**ということです。どうして、そんなことになるかというと、血糖値が高ければ、体の中で「**糖化**」**という老化反応**が起きやすいからです。

有名な老化反応に「酸化」があり、これは細胞の「サビ」としてよく表現されます。それに対して糖化は「コゲ」と思ってもらえばいいでしょう。

はじめて糖化について注目したのは、食品科学者たちでした。パンケーキや焼いた肉など、こんがり調理されたものは茶色く変化し美味しそうな香りがします。これこそが糖化反応です。

これと同じことが私たち人間の体内でも起こります。血液中に溢れたブドウ糖は、タンパク質と結びつき、細胞を糖化させます。まさに、体の中におこげをつくり出してしまうのです。

主に糖尿病の判断に用いられるのは、血糖値（空腹時血糖値一一〇未満）、尿糖（－）、ＨｂＡ１ｃ値（基準値はＮＧＳＰ値六・二未満）の三つです。

しかし、空腹時血糖値は食事内容などによってぶれやすく、糖尿病であっても高くならないことがあります。また、尿に糖が出るようでは、すでに糖尿病がかなり進行していると考えられます。注目すべきは、これまで何度も言っていますが、ＨｂＡ１ｃ値です。

ＨｂＡ１ｃ値は、そのときだけの状態ではなく、ここ一〜二か月の血糖値がどういう状態であったかを示すものです。だから、空腹時血糖値よりも明確に「糖尿病か、あるいは糖尿病予備軍か」を知ることができます。以前はＪＤＳ値という日本固有の値を用いていましたが、二〇一二年四月より国際基準のＮＧＳＰ値に変更になりました。

では、ＨｂＡ１ｃとはなんでしょう。これは、ブドウ糖がタンパク質などと結合してできる糖化タンパク質の量です。

血液中にブドウ糖がたくさんあるほど、Ｈｂ（ヘモグロビン）というタンパク質にブドウ糖が結合した糖化ヘモグロビンも増えます。全体のＨｂを一〇〇として、その中のブドウ糖と結合した糖化ヘモグロビンの量が、ＨｂＡ１ｃ（単位は％）です。

さて、私がここで強調しておきたいのは、「ＨｂＡ１ｃ値が高ければ、それだけ糖尿病の合併症の危険があるよ」という単純なことではありません。**ＨｂＡ１ｃ値が高いということは、全身の「糖化」が進んでいるということ**なのです。

ＨｂＡ１ｃはＡＧＥ（終末糖化産物）の前段階物質です。ＡＧＥは現在、測定できるものだけで二〇種類以上が知られています。それ以外を入れたら、山ほどあります。Ｈ bＡ１c値が高い人は、ほかのＡＧＥも体に溜め込んでいることは明らかです。

実は、**ＡＧＥは、合成された後も長く体内に残り、さまざまな悪さをする**ことがわかっています。

アルツハイマー病患者の脳には「老人斑」と呼ばれる茶色のシミができますが、そこにはＡＧＥがたくさん溜まっていることがわかっています。ＡＧＥはコラーゲンをダメにするため、皮膚にシワをつくり、骨もぼろぼろにします。また、動脈硬化の促進物質となっていることもわかっています。

よく「糖尿病は諸悪の根源」などと言われます。これは正確には**「糖化は諸悪の根源」**ということです。

血糖値が高いということは、糖化によって老化を進め、命にかかわる怖い病気の可能性を高めることそのものなのです。

また最近は、肌のシワやシミの最大の原因が、糖化によってできるＡＧＥだということが医学的に証明されました。このため、私は三年の歳月を費やして、この肌のシワ、シミを確実に抑える抗ＡＧＥのマスクを作りました（ＡＧＥ牧田クリニックのＨＰ http://ageclinic.com参照)。インターネットでも簡単に購入できます。シミ、シワが気になっている方は是非おためしください。

中性脂肪よりも、LDLコレステロール値！「脂質異常症」をどう考えるか

脂質異常症に関する検査結果も、しっかり見ておく必要があります。もちろん、日本人間ドック学会が新たに示した甘い基準ではなく、従来の数値で見てください。日本動脈硬化学会などが脂質異常症の診断に用いているのは、次の三つの指針です。

◎TG（中性脂肪）値が一五〇以上。
◎LDL（悪玉コレステロール）値が一四〇以上。
◎HDL（善玉コレステロール）値が四〇未満。

これらのうち、どれか一つでも該当していれば、脂質異常症と見なされます。ただし、これら三要素の重要度は同等ではありません。とくに問題なのはLDL値です。よく言われる「血液ドロドロ」とは、中性脂肪値が高い状態です。しかし、先にも触れたように、**中性脂肪値は食事内容などで大きく変化します**。もちろん放置してはいけ

●激しく変動する中性脂肪値

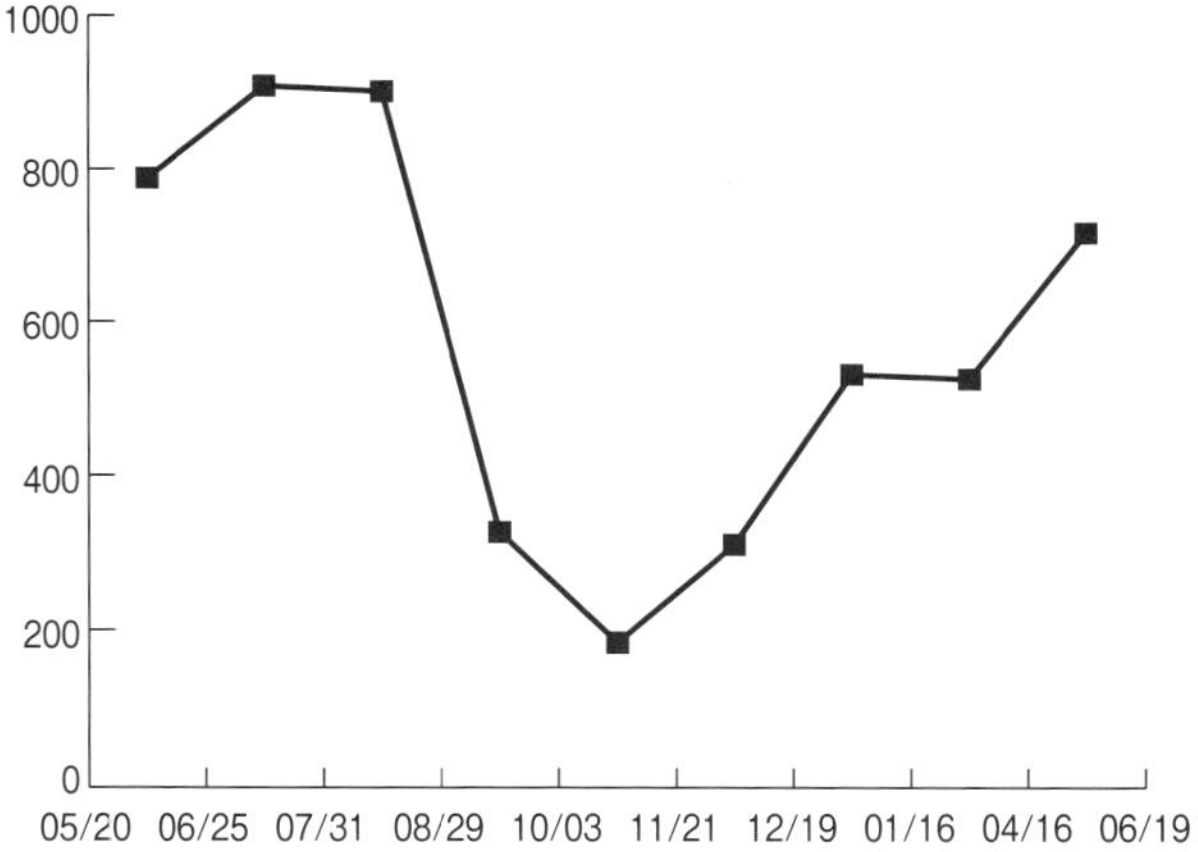

ませんが、一度の検査で高かったからといって慌てる必要などありません。

高く出たなら、炭水化物や甘い物の摂取を控えればたいてい落ち着いていきます。

上のグラフを見てください。会社の健康診断で中性脂肪値の異常を指摘され、私のクリニックにやって来た五一歳の男性の数値です。

基準値が一五〇未満であるところを七八八もあったため、会社が契約している産業医から相当脅かされたようでした。

「とんでもない数値だよ。ただちに薬を飲まないと大変なことになるぞ」

ひどく驚かされ、慌てて私のクリニック

に駆け込んできたのです。

話を聞くと、どうやら検査の前の晩に接待で深酒をしたようです。そこで、薬などは出さずに、しばらく定期的に見ていくことにしました。

その後二回の検査も、食後あまり時間が経っていなかったため高く出ました。しかし、LDL値に問題がなかったので、私はさほど心配しませんでした。そして、空腹時に検査ができた日は一八四という数値に落ち着きました。

このように、中性脂肪値は変動が激しいのです。

では、コレステロールはどうでしょうか。

コレステロール値について、以前はLDLとHDLではなく、総コレステロール値で評価していました。しかし、LDLとHDLには相反する働きがあることがわかってきたため、個別に判断するようになりました。**LDLは少ないほうがいいし、HDLは多いほうがいい**と考えられるようになったのです。

LDLが多いとなぜいけないかと言えば、動脈硬化を進行させるからです。

血液中に溢れたLDLは、血管内壁に入り込んでプラークというぶよぶよした瘤をつくります。前述したように、この瘤があれば血管が狭窄します。瘤そのもので血管が塞がってしまうこともあるし、瘤が崩れて剥がれ落ちた血栓が血管の中を流れ、それが狭窄部分に詰まることもあります。

心臓の冠動脈が詰まれば「心筋梗塞」を、脳の動脈が詰まれば「脳梗塞」を引き起こします。だから、LDL値に無関心ではいけません。

一方、**HDL値が高い人ほど長寿**と言われており、こちらは低いことが問題視されます。運動をすると高くなることがわかっているので、普段から適度な運動習慣を持つことが重要になってきます。

LDLは少ないほどよく、HDLは多いほどいいということから、最近ではその割合に注目する動きが見られます。すなわち「LDL÷HDL」を計算するのです。その値が一・五以下なら安心、二・〇を超えると動脈硬化が進行していると考えられます。

LDL値もHDL値も正常範囲なのに、この計算式では二・〇を超えるというケースも出てきます。コレステロール値の見方については、これからも、いろいろ新しい見解が出てくるはずですので注目していく必要があります。

●がん部位別罹患数トップ5［2010年］

	1位	2位	3位	4位	5位
男性	胃	肺	大腸	前立腺	肝臓
女性	乳房	大腸	胃	肺	子宮
男女計	胃	大腸	肺	乳房	前立腺

●がん部位別死亡数トップ5［2013年］

	1位	2位	3位	4位	5位
男性	肺	胃	大腸	肝臓	膵臓
女性	大腸	肺	胃	膵臓	乳房
男女計	肺	胃	大腸	膵臓	肝臓

独立行政法人国立がん研究センターがん対策情報センター資料より

コレステロール値については、医者の間でも「多少、高いくらいのほうがいい」とか「気にする必要はない」といった論調を見かけます。しかし、そういうことを言っている医者は、たいてい循環器の専門医ではありません。**血管系の疾病で早死にしたくなかったら、そんな声には耳を貸さずにLDL値は低めにコントロールしてください。**

六〇歳を越えた男性はPSAを必ず受ける

上の表を見てください。がんの部位別罹患数と死亡数のトップ5を、男女別に示したものです。

男性の罹患数では、前立腺がんが四位となっています。一般に前立腺がんは進行がゆっくりりで、五年生存率も高めになっています。しかし、男性のがん罹患数の一〇パーセント、がん死亡原因の五パーセントを占めていることも事実です。

前立腺は男性のみが有する生殖器で、膀胱の下に尿道を取り囲むように存在します。

前立腺肥大というメジャーな病気がありますが、年齢を重ねると誰でも少なからず前立腺は肥大してきます。前立腺が肥大すると尿道を圧迫するため、尿の出が悪くなったり、残尿感に悩まされたりします。

一方、前立腺がんの早期には自覚症状はなく、前立腺肥大と同様の症状が見られたときにはかなり進行しているケースもあります。あるいは、骨転移による腰痛や肺転移によるしつこい咳で、はじめて前立腺がんに気づくということもあります。こうなってからでは、もう遅いのです。

この**前立腺がんを、自覚症状のない早期に確実に見つけるのが、腫瘍マーカーのPSA（前立腺特異抗原）**です。他の腫瘍マーカーはほとんどあてになりませんが、このP

SAだけは信用に値します。

PSAが四以下という正常値なら、前立腺がんはありません。逆に、前立腺がんがあればー〇以上に上がってきます。だから、この数値が四を超えたら、精密検査をすれば万全。「精密検査をしたけれどなんともなかった」か「がんが見つかったけれど完治可能な早期だった」のいずれかに落ち着くことができます。

日本一の前立腺手術の名手に、こう言われました。「六〇歳を過ぎた男性には、必ずPSA検査をすすめてください。そうしたら必ず早期に見つかり、私がロボット手術で尿漏れなどの後遺症なく、必ず助けます」。

PSAによって確実に早期がんが発見できるようになり、助かるようになった今、前立腺がんで命を落とすのはあまりにも残念です。

女性は子宮頸がん細胞診を

先にも述べたように、子宮頸部の粘膜細胞を直接採取する細胞診は受ける価値のある検査です。子宮頸がんは早期に発見できれば治癒率は一〇〇パーセント近く、細胞診を受けず手遅れにするというのはあまりにももったいない話です。

子宮頸がんの原因はヒトパピローマウイルス感染にあることがわかっています。このウイルスは性交渉を通じて感染し、かつあまりにもありふれたウイルスです。ですから、性体験のある女性なら、誰でも子宮頸がんにかかる可能性があります。

しかしながら、一年に一回、細胞診検査を受けていれば確実に病変を捉えることができます。

具体的には、膣から検査器具を入れ、子宮の入り口部分の細胞を採取します。あっという間に終了し、リラックスしていれば苦痛はほとんどないはずです。

結果は二週間以内にわかります。なにも変わった細胞が見られなければそれでOK。また一年後に同じ検査を受けます。

もし、**異常が出たとしても、毎年受けているなら、いきなりがんが発見されるということも減ります**。というのも、たいていの場合「前がん症状」と言われる「異形成細胞」が見つかるからです。がんではないが正常細胞とはちょっと違う細胞が発見されます。

●子宮頸がんのステージ別生存率

	5年実測生存率	5年相対生存率
ステージⅠ	91.1%	92.9%
ステージⅡ	73.2%	76.2%
ステージⅢ	50.3%	53.1%
ステージⅣ	21.9%	23.3%
計	74.1%	76.6%

・5年実測生存率とは、がんの治療を始めた人の中で5年後に生存している人の割合
・5年相対生存率とは、がんの人とがんではない性別と年齢が同じ人の5年後の生存率を比べた場合

公益財団法人がん研究振興財団「がんの統計'12」より

この細胞が発見されると、三か月に一回くらいの割合で、より丁寧な検査を繰り返すことになります。すると多くのケースで、そのうち異形成細胞は消えてしまいます。そうしたら、また一年に一回の検査に戻っていきます。

割合は低いけれど、異形成細胞ががん細胞に変化していく人もいます。しかし、この段階では「ゼロ期」と呼ばれるような早期がんであることがほとんどですから、部分切除や放射線治療などで済み、子宮摘出も免れます。

子宮がんの中でも頸がんは、二〇代、三〇代といった若い世代にも多く発生します。

出産を控えたこれら世代にとって、子宮摘出は絶対に避けたいところです。だからこそ、早期の発見が必須なのです。

ところが、先進諸国に比べて日本では、まだまだこの検査の受診率が低いのです。理由は、検査そのものが恥ずかしいということだけではないでしょう。結果説明の不親切さを指摘する声も多くあります。

「前がん症状」とか「異形成」とか、怖そうなことを言うわりには、だからどう考えればいいのかといった説明が丁寧になされないこともあり、困惑してしまうのです。

なかには、「よくわからないし、がんじゃないならもう検査なんて受けるのやめよう」と受診放棄してしまう人もいます。その間に、もしがん細胞が動き出していたら大変です。

ゼロ期であれば一〇〇パーセントの五年生存率も、進行がんになればどんどん低くなっていきます。

三〇代になったら（本当は二〇代からと言いたいところです）、必ず一年に一回、子宮頸がん細胞診を受けてください。

血圧は、自宅で測ってチェックしたほうがいい

医療機関にばかり頼らずとも、日頃から自分でチェックできるものもあります。その筆頭が「血圧」です。血圧を医療機関でのみ測定する時代はとうに終わっています。**血圧は自宅で測ったほうがより正確に把握できます。**

というのも、血圧は一日の中でも変動が多く、医療機関で測るだけでは重度の高血圧を見逃してしまう可能性があるからです。

血圧についても日本人間ドック学会が新しく設定した基準ではなく、従来の数値で判断すべきです。つまり、**収縮期血圧（上の血圧）が一四〇以上であり、かつ拡張期血圧（下の血圧）九〇以上であれば、あなたは高血圧**だと自覚しなければなりません。

実は、それでも甘いくらいです。日本高血圧学会は、さらに細かい「降圧目標」を設定しています。

１６７ページの表を見てください。リラックスして測れる家庭血圧は、医療機関で測る診察室血圧より低く設定されています。

また、あらゆる病気を併発しやすい糖尿病患者や腎臓病患者、心筋梗塞を起こした人

●血圧の基準値と降圧目標

高血圧の診断と分類

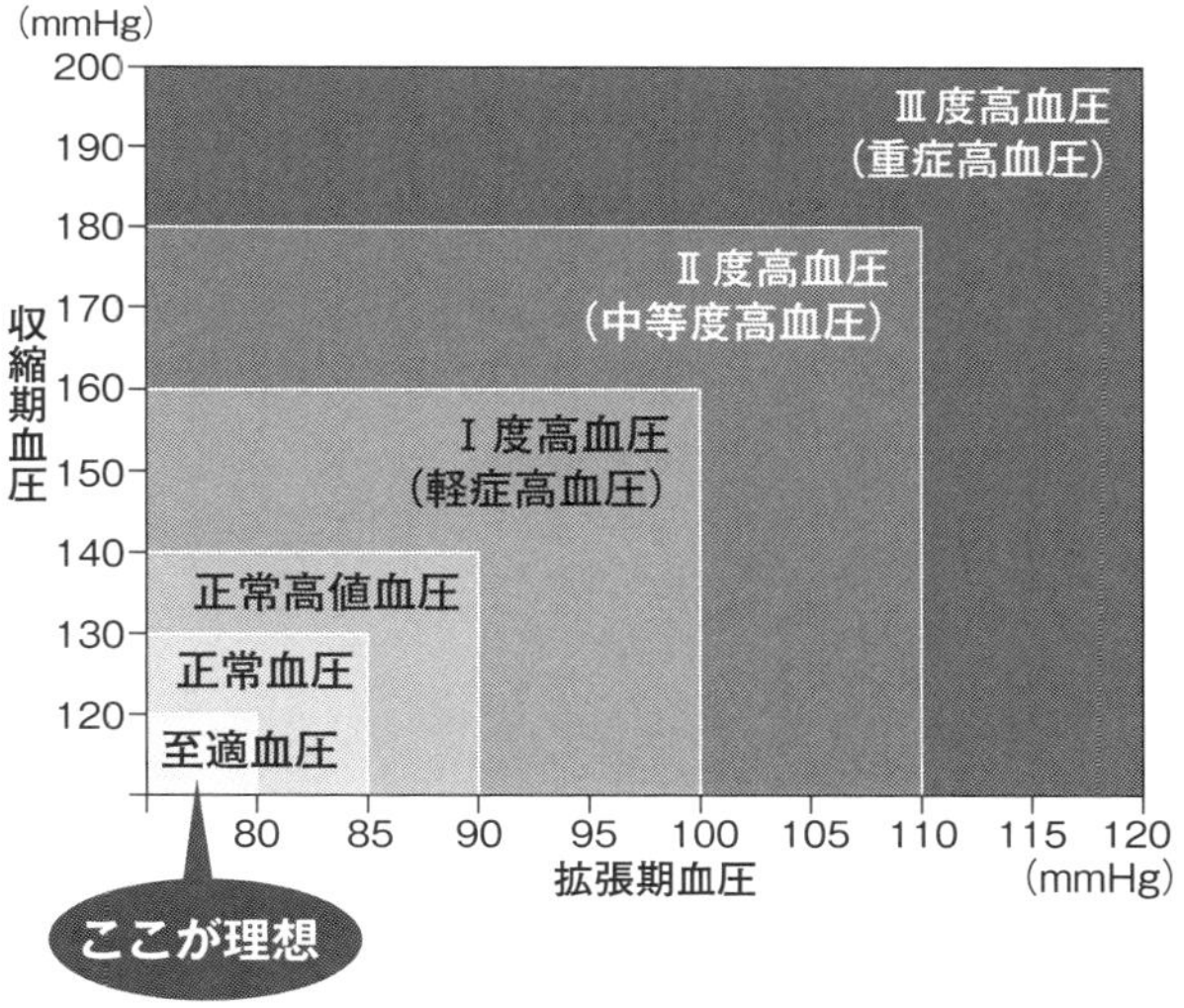

降圧目標

	診察室血圧	家庭血圧
若年者・中年者	130/85mmHg未満	125/80mmHg未満
高齢者	140/90mmHg未満	135/85mmHg未満
糖尿病患者 慢性腎臓病患者 心筋梗塞後患者	130/80mmHg未満	125/75mmHg未満
脳血管障害患者	140/90mmHg未満	135/85mmHg未満

日本高血圧学会『高血圧治療ガイドライン』より

などは、健常者よりも厳しく血圧をコントロールすべきだとされています。

こうしたことは、人間ドックでは丁寧に教えてもらえません。**血圧に関しては、人間ドックで年一回測るより、自宅で毎日測るほうが、何百倍効果があるかわかりません。**

あなたは、すでに家庭での血圧測定を行っているかもしれません。もし、まだであるなら、今日すぐに血圧計を探しに行きましょう。大きな家電ショップや薬局に行けば、簡単に手に入ります。

毎日使うものですから、**性能のいいもの**を選びましょう。指や手首で測るタイプのものより、上腕にカフを巻くタイプがより正確な数値が得られます。

最初は、一日のいろいろな時間帯に測ってください。まずは、朝起きたら排尿を済ませてすぐ、その後、出かける前、帰宅後と何度か測ってみて、最後は寝る前に。すると、だいたいどの時間帯に高くなるのか自分の傾向が見えてくるはずです。

それがつかめたら、高くなる時間帯には、より丁寧に測定していきましょう。

一般的には、夜になると私たちの体は副交感神経が優位になってリラックスモードに入り血圧は下がっていきます。そして、朝起きる頃には交感神経が活発になって戦闘モードになってくるために血圧も上がってきます。

心筋梗塞や脳卒中の発作が朝の時間帯に起きやすいのは、血圧が急上昇しているためです。このように、早朝の時間帯に血圧が上がるタイプの人は、人間ドックを受診している頃には落ち着いていて、高血圧であることに気づかないケースもあります。だからこそ、家庭での測定が大事なのです。

また、たいていの人は、人間ドックなど医療機関で測ると「高かったら嫌だな」という緊張感も手伝ってよけいに高くなります。いわゆる「白衣高血圧」と言われるものです。

問題なのは、その逆に、本当は血圧が高いのに医療機関で測ると低くなる人がいることです。「仮面高血圧」と呼ばれるこのタイプは、当然のことながら人間ドックでは見逃されます。しかし、実際には高血圧であり、放置することで動脈硬化を進行させたり脳卒中を起こしたり腎臓を悪くしたりという結果を招きます。

血圧は自分で測って記録する。これ以上いい方法はありません。そして**「高いな」と感じたら、その記録を持参して循環器専門医を受診**してください。

簡単な「尿検査」も自宅で行えます。尿をかけるだけで、糖、タンパク、潜血などに反応する検査紙が薬局で売られています。こうしたものを用いて、定期的に自分の状態をチェックしてみるのもいいでしょう。

また、「血糖値」が気になる人は、血糖自己測定器で測ることもできます。アメリカ製のフリースタイル「ニプロ」という高性能な製品なら、痛みがほとんどない、腕からのほんの少量の血液採取で血糖値を測ることができます。

ほとんど痛みもない優れた器具ですが、針を刺して血液を採取するという性質から、血のついた針や試験紙は、医療機関か薬局で、医療廃棄物として処分することが法律で決められています。インターネットでの購入は違法なので気をつけましょう。

いずれにしても、高い意識を持てば自分で把握できることがいくつもあります。

がんや心疾患、脳疾患の判断は優秀な医者や最新の器機におまかせする一方で、自分でできることは積極的に行っていきましょう。

予防医学に必要なのは栄養学

人間は本来、一二〇歳が最長寿命と言われています。しかし、一二〇歳まで生きられるのは、類稀な人です。

普通の人間の寿命は一〇〇歳くらいでしょう。しかし、残念ながら人はその寿命をまっとうせずに死んでいきます。

長寿を誇る日本人でさえ、男性は八〇・二一歳、女性は八六・六一歳が平均寿命となっています（二〇一三年統計）。しかも、これはあくまで「生きている」ということで、寝たきりにならずに生活できる「健康寿命」はもっと短く、男性で約九歳、女性で約一三歳差し引いて考えなければなりません。

いったいどうしたら、健康なまま一〇〇歳に挑戦できるでしょうか。

一〇〇歳になる前に、がんなど命を奪う怖い病気にかかったら早期発見で早期治療。これは鉄則。この本では、確実な早期発見のために必要な検査について話してきました。さらに、**普段からあなたにできることはあります。生活習慣を正すこと**です。

とくに、**食事には充分に気を配るべき**でしょう。

食事は単なるエネルギー源ではありません。代謝を司る重要な材料です。

私たちが食べたものは胃や腸で消化吸収され、最後は食べかすが便となって排出されます。その過程ではさまざまな代謝が行われ、生きていくために必要な成分をつくりだしたり、不要なものを処理したりしています。

だから、「お腹がいっぱいになればいい」と栄養素を考えずに食べていたら、代謝がうまくいかずに健康を害することになります。

その代表が炭水化物に偏った食事です。メガ盛りのカレーライスやパスタ、ご飯のおかわり自由の定食など、**炭水化物をたくさん摂取していれば、代謝に必要なミネラルやビタミンが不足します**。さらには、すべての炭水化物は最終的にブドウ糖に分解されますから、老化現象である**「糖化」が進みます**。もちろん、ご飯代わりにケーキを食べるといったことも同様の結果を招きます。

また、脂質にも注意が必要です。「太らないために脂質摂取を減らそう」というのではありません。**いい脂質を摂らなければならない**のです。

私たちの細胞の一つひとつは「細胞膜」に覆われていますが、その細胞膜は脂質でできています。だから、悪い油を摂取することは体内の細胞一つひとつを傷つけていくことに他なりません。

悪い油とは、古い油はもちろん、精製した植物油なども含まれます。「植物性の油ならヘルシー」というのは過去の話。不飽和脂肪酸である植物油は、その不安定な構造から空気中の活性酸素と結びついて過酸化脂質をつくります。過酸化脂質は細胞膜に悪さをしてがん化を促進することがわかっています。

また、青魚に入っているEPA（エイコサペンタエン酸）という脂肪酸は、動脈硬化を抑えます。逆に肉に入っているアラキドン酸は進行させます。

本書は栄養学の本ではありませんので、詳しい説明は専門書に譲ります。しかし、普段から口にしている食べ物について知ることは非常に重要です。男性であっても、その食事内容にはもっと興味を持ってください。

うまい治療ができる医者ってどんな医者？

二〇一二年二月、天皇陛下が心臓の冠動脈バイパス手術を受けられたことは記憶に新しいでしょう。このとき、東京大学医学部附属病院心臓血管外科チームを率いて執刀したのは順天堂大学大学院医学研究科の教授である天野篤氏でした。

　天野氏は三年浪人して、日本大学の医学部に入学。いわゆる学歴から言えば、天下の東京大学出の医者のほうが上かもしれません。しかし、冠動脈バイパス手術において、天野氏にはかなわなかったのです。

　陛下が受けられた手術は「オフポンプ手術」と言われるものです。かつては、冠動脈バイパス手術の際、人工心肺を用いて一時的に心臓の動きを止めて行いました。しかし、人工心肺の使用による体への負担が大きいため、高齢者や重度の糖尿病患者などはバイパス手術を諦めなければなりませんでした。

　それをせずに心臓を動かしたままで行うのがオフポンプ手術。今はバイパス手術の半数近くを占めているそうです。

　このオフポンプ手術は、もろに執刀医の力の差が出ます。どっくんどっくんと動いている心臓にミリ単位の血管を縫いつけていくような作業は、不器用な人にはとてもできません。天野氏は、オフポンプ手術の名人たちの中でも際だって腕がいいために、執刀をまかされたのです。

一方、カテーテルを用いて行う検査や治療も、腕のいい医者に行ってもらわなければならないものの代表です。下手なことをされたら、患者の命にかかわります。実際に私の患者さんの知り合いが、カテーテル検査の失敗によって亡くなっています。

私が尊敬するカテーテルの日本一の名人ドクターに、「どうして、こんなにも上手なドクターと下手なドクターに分かれるのか」と聞いたことがあります。答えは「天性ですよ」というものでした。

循環器内科を目指した新米医師が一〇人なら一〇人、カテーテルの練習を始める。すると、一回目はだいたい同じようにみんなうまくいかない。けれど、うまくなる人は二回目には俄然、上手にできるのだそうです。たった一回の経験でコツをつかんでしまうのでしょう。そして、三回目、四回目と回数を重ねるうちに、上手な人と下手な人の差が加速度的についていくのだそうです。

なかには、教えてもらっているうちに師匠よりもうまくなる人がいるそうで、そういう人が天野氏のように、いわゆる「ゴッドハンド(神の手)」と呼ばれるような医者になるのでしょう。

こうした技術は、いくら有名医大を出ていても、どれほど頭脳明晰であっても身につくものではありません。

iPS細胞の研究でノーベル賞を受賞した山中伸弥氏も、「じゃまなか」とあだ名されるほど不器用だったため外科医を諦め研究の道を選んだという有名なエピソードがあります。山中氏にとって、その決断は非常に大きな意味を持っていました。

山中氏のような賢明な判断を下せず、自分に向かない検査や治療や手術を行っている医者が日本中にたくさんいます。これからは受診者一人ひとりが、厳しい選択眼を持たねばならないのです。

スーパードクターはどこにいる?

私は、糖尿病に関してはプロの医者を自負しています。しかし、がんや心疾患、脳疾患などに関しては門外漢です。しかし、糖尿病患者は、それらの病気にかかりやすいのです。糖尿病を徹底してコントロールするだけでは患者さんの命を救えないことがあります。

そこで、私は日頃から、自分の患者さんをまかせられるスーパードクターを探し回っています。さまざまな医者仲間に意見を聞き、学会誌を読み、会合に出席し、「この人だ」と思えるドクターがいたら、どんどんアポを取ります。

そうしたドクターは、私の出身校とも関係ありませんから、知り合いになるためには私から電話をかけるしかありません。そして、スーパードクターたちのご苦労や、患者を紹介するときの注意なども詳しく聞きます。

「大胆なことをするな」と思うかもしれませんが、本当のスーパードクターは、それを嫌がったりしません。私の専門分野についても興味を示してくれ、非常に有意義な意見交換ができることがほとんどです。

これまで、多くのスーパードクターと接してきてつくづく思うのは、本当のスーパードクターはちっとも偉そうになどしないということです。みな患者に優しく、独特のオーラがある人ばかりです。

私のクリニックの患者さんに肺がんが見つかったときに、手術を担当してくれるスーパードクターがいます。彼は、これまで送り込んだ何十人という患者さんをすべて救ってくれました。

しかも、どれほど忙しくても手術後、夜中であっても患者さんのところに来てくれるそうです。

「手術は成功しました。早期できれいに取れました。転移もありませんでした。もう大丈夫ですよ」

後日、私のクリニックにやって来る患者さんは、誰もが大感激。

「すごいオーラを感じて、この先生にまかせれば大丈夫だと安心して手術に臨めました。それに、忙しいのに、術後わざわざやって来て説明もしてくれました」

これはもちろん、私の紹介だからではありません。**すべての患者さんに対して、とことん優しく頼りになる。だから、スーパードクターなのです。**

もう一人、私が知り合いになったスーパードクターの話をしましょう。ドクターTと呼びましょうか。

ドクターTは、不整脈治療の第一人者です。不整脈にはさほど心配ないものもありますが、不整脈の一つである心房細動は、突然死を招く恐ろしい心疾患です。スポーツマンで有名だった高円宮さまがスカッシュを楽しんでいる最中に、四七歳の若さでこの病気で亡くなられました。

また、不整脈があると、規則正しく心臓が動かないため、血液が淀んで血栓ができやすくなります。その血栓が血管の狭窄部に詰まることによって脳梗塞や心筋梗塞が引き起こされます。そのような不整脈は、大事に至る前に適切な治療をしておかねばなりません。

危ない不整脈の治療法として最近、注目されているのが、「カテーテル・アブレーション」です。太ももの付け根の血管からカテーテルを入れ、不整脈の原因となっている部分に高周波の電流を流し、心臓の電気経路を焼き切るというものです。

はじめてこの治療法に挑んだのは、フランスのボルドー大学の教授です。それを知ったドクターTは、まだ日本で誰も行っていないときに家族を置いて単身渡仏。まったくフランス語を話せない中で苦労に苦労を重ね、その技術を日本に持ち帰りました。

やっかいな不整脈は、治療をしても再発することが多々あります。それでも諦めることなく、何度もあちこちの電気経路を遮断して完治に持っていく。そんなドクターTのところには、さまざまな不整脈で苦しむ患者さんが詰めかけてきます。

ドクターTから送られてくる手術報告書には、手術の経過などが事細かに書き込まれています。それを見れば、圧倒的な努力を重ねているからこその高い治癒率なのだということが私にもよくわかります。

もっとも、ドクターTのもとに詰めかけてくるのは患者さんばかりではありません。日本全国から若い医者が集まり、その技術を学んでおり、まるで大学の医局のような状態になっています。

そこでは学閥などに囚われることなく、ひたすら治療技術の習得が行われています。真のスーパードクターは、次世代のスーパードクター育成にも熱心なのです。

「主治医」をつくれば、人間ドックの何倍も役に立つ

さて、ここまで読んできたあなたは、従来の人間ドックで与えられた検査を受けているだけではダメなのはもちろんのこと、**いい検査を受けられたとしても、腕のいい医者に治療してもらわなくては意味がない**ということも充分に理解できたはずです。そして、

腕のいい医者は、有名な大病院にいるとは限らないということも。

しかし、人間ドックで異常が見つかったときに紹介されるのは、「○○先生」ではなく「○○病院」です。人間ドックには、経営母体が一緒だったり、あるいは医者の出身校でつながったりしている提携先病院があるのです。

人間ドックのパンフレットを見ると、たいていこんなことが書いてあります。

「万が一、がんなどの疾病が見つかった場合でも、責任を持って専門医を紹介しますので安心して受診いただけます」

これだけ読むと、本当に安心していいような気になってきます。また、いい紙を使った立派なパンフレットに書かれていると、なんだか腕のいい医者を紹介してくれるような気さえします。しかし、それが大いなる錯覚であることは言うまでもありません。

受診者としては、人間ドックでがんを指摘されたら、不安でいっぱい。どうしていいかわからず、「どなたかいい先生を紹介してください」となるのは当然です。

しかし、そこで紹介されるのは、受診者が望んでいるような「いい先生」ではなく、人間ドック側のいい先生、つまり「提携先の先生」なのです。

もっとも、人間ドック側としても、それ以外に方法はありません。毎日、多数の受診者を受け入れている人間ドックにとっては、機械的に処理するしかないのです。

そう考えていくと、やはり本当の意味での「紹介」というシステムは、ある程度親しい間柄だからこそ成り立つような気がします。

そこで、重要な意味を持ってくるのが「主治医」です。糖尿病患者のように、一生その病気とつき合わなければならない場合、必然的に主治医を持っています。

あなたはどうでしょう。ちょっと血圧が高いとか痛風の気があるとか、誰でもどこかしら不具合はあるはずです。その度ごとに、どこでもいいからと適当に受診するのではなく、徹底的に調べて、自分に必要な主治医を持ってはどうでしょう。

素晴らしい主治医の条件は、

1　多くの病気についての深い知識を持っている。

2　それぞれに合った必要な検査をアドバイスできる。

3　異常が見つかったときに最高のドクターを紹介できる。

4　最高の医師とのネットワークを持っている。

この四つのことが大切です。このような主治医に定期的に診てもらえば、**なまじ人間ドックに入るより、よほどいいチェックシステムが機能する**ことでしょう。

「ここの胃のあたりが少し痛いときがあるんですけど」

「じゃあ、膵臓の詳しいMRCP検査を追加しましょう」

「糖尿病だとがんになりやすいんですってね」

「そうなんですよ。○○さんに必要なのは、胸部・腹部のCTと、胃腸のカメラですね」

わざわざ人間ドックに入らずとも、持病の治療に対して必要な検査を選んでくれます。しかも、最高レベルのCT、MRI器機で検査し、最高レベルの放射線専門医に、できた写真を判定してもらうことが大切です。また、胃腸のカメラも、腕が良く、苦痛なく、見落としなく行ってくれるドクターを選ばなくてはなりません。

さらに、悪いところが見つかれば、ベストの治療をしてくれるドクターを紹介してくれることが必要です。

ただし、**「では、私の出身校の……」と言い出す医者はNG**です。あなたが紹介してもらいたいのは、その医者の先輩や同級生ではありません。それぞれの分野について、第一線の検査や治療ができる医者です。そうした、真に患者のためになるネットワークを構築している医者を主治医に持ちましょう。

ネットワークを構築するには、あなた自身が常に新しい情報を

◎いいネットワークを持った主治医を見つける。
◎最新の検査や治療が受けられる医療機関を紹介してもらう。
◎あなたに必要な検査を選択してもらう。

こうしたことは、二〇年ほど前まではかなり難しいことでした。

インターネットのない時代、医療関係者に知り合いがいない一般の人たちは、病院の良し悪しや、ましてや医者個人の腕など知りようもありませんでした。

だから、心配な病気にかかれば有名病院に行くしかなく、そこでも誰に診てもらえるかなどなんの保証もなく、ときにはインターンの実験台にもされました。そして、検査も治療も言われるままに従うしかありませんでした。

いい情報は限られた人たちだけが握っており、そういう人たちだけの間で紹介し合ったり、便宜を図ったりということが行われる……、どちらかというと嫌な世界でした。しかし、今は違います。情報は求めればいくらでも得られる時代です。そして、**得た情報をもとに、どんどん行動していい**のです。

私のクリニックにも、自らインターネットで調べてやって来る患者さんがたくさんいます。彼らは、糖尿病としっかり闘っていくんだという意欲に溢れています。そういう人には、私の「なんとか助けたい」というモチベーションもさらにアップします。

価値あるドクターほど、権威を笠に着ません。彼らは、患者さんを助けるために自分のスキルを磨くことにしか興味はありません。自分や仲間の医者がどこの大学病院出身だとかにまったくこだわらないように、患者さんの立場や肩書きによってその対応を変えるようなこともしません。

逆に言えば、「○○大学病院教授」といった看板にあぐらをかいているような医者に頼っていてはダメだということです。

私が数々のスーパードクターにアタックしたように、あなたも情報を探し、動いてください。

「私にはなんのコネもないし、無理です」

「あの先生は、特別な人しか診ないでしょう」

「検査をこちらで指定するなんて怒られそう」

こんな遠慮や思い込みは不要です。

インターネットや書籍で調べて「これは」と感じる機関があったら、どんどん問い合わせをしてみましょう。そして「全身のCT検査を受けたい」とか、「大腸内視鏡は、○○先生にやってもらえるのか」など、遠慮なく質問しましょう。

そこで不親切な対応をされても、がっかりする必要はありません。「こんなところ、間違って行かずに済んでラッキー」と思えばいいのです。

自分の命を守るために、あなたも真に重要な情報をゲットし、行動に移してください。

いいネットワークを持った主治医に出会うことも、最新の検査や治療が受けられる医療機関を見つけることも、本当に受けるべき検査だけを選択することも、**今という時代なら誰にでも可能です。**

それはお金持ちにしかできないことではありません。人脈がなくてはできないことでもありません。求める人にだけできることです。

まさに「求めよ、さらば与えられん」なのです。

私が行っている「AGE牧田ドック」

ここで、私が受診者さんたちに、実際にどのように全身の検査を受けてもらっているか、具体的に説明してみましょう。まずドックでの検査の相談料として二万円をいただいています。そして、それ以外の検査はすべて、私の説明を聞いていただいた上で決めていきます。

これまで述べてきたことと重複する部分もありますが、これこそがあなたが受けるべき検査の形と言えます。

1 問診

受診者さん本人の病気に対する考え方、自覚症状、検査の希望、予算などを相談します。私がいくらいい検査を薦めてみても、患者さん本人がその必要性を理解してくれなくては意味がありません。

2血液・尿検査

基本中の基本ですが、行う検査については、個々人の必要性や希望に添って選択します（料金は一万円から三万円くらい）。

3CT検査（首から下腹部まで約一〇秒の撮影）

連携している画像専門クリニックで行います。連携クリニックでは、土日も休まず朝九時から夜九時まで自由な時間帯を選ぶことができます。

最新のCT器機を備え、被曝量は通常の1／12。自然放射線の被曝量は二・四〜一〇・〇mSv／年。このCT検査の被曝量は、がんなどの発生を増やす心配は少ない量です。

しかし、どうしても心配という方には、まったく被曝しないMRI検査に変えて行います。時間が、ＣＴだと一〇秒、ＭＲＩだと一五分。料金もＭＲＩのほうが少し高くなります。頭部ＭＲＩが三七八〇〇円（税込）、首から下の全身ＣＴが二一六〇〇円（税込）。これで頭から下腹部まですべての部位の検査を行えます。

このＣＴ検査は、六ミリごとに写真を大量に撮り、がんを確実に早期に見つけられるために必須の検査です。検査した写真の判定がとくに大切で、経験を積んだ放射線専門医が、二人で読影してくれます。この一〇年間でがんの見落としは一例もありません。被曝量も、通常のＣＴの1／12程度です。これに代わって一般的に行われている腹部エコーは、多くの場合、技師が行っており、力量に大きな差が出ます。私の父は、この検査しか受けていなかったため、手遅れの胆嚢がんで亡くなりました（詳しくは20ページ）。

受診者さんには、必ず年一回、全身のＣＴ検査を受けるようにおすすめしています。

4 脳のMRI検査（五分くらいの撮影）

連携している画像専門クリニックで、ＣＴと同時に行うことができます。このＭＲ

I検査により、脳に関するあらゆる病気をかなり確実にチェックできます。具体的には脳梗塞、脳出血の兆候はないか、突然死の原因となるくも膜下出血の原因である脳動脈瘤はないか、脳腫瘍はないか、認知症の恐れはないか、がすべてわかります。

もう、わざわざ脳ドックに行く必要はありません。しかも、脳梗塞の兆候があれば、それを予防できます。

認知症も、その兆候を早く見つけることができれば予防できます。認知症は、なってしまってからでは治せません。その恐れがある段階で見つけて、予防することこそが治療になります。そのためには、この脳MRI検査が必須です。

私の患者さんも、とくに高齢者はこうおっしゃいます。

「私が怖いのはがんではありません。がんで死ぬのならそれを受け入れます。困るのは、脳卒中にかかって動けなくなり、介護を受けるようになり、人に迷惑をかけること。そして、認知症になって恥ずかしい姿をさらすことです。脳MRI検査で予防できるなら、ぜひその検査は受けさせてください」

5食道・胃腸カメラ検査

現在、女性のがんの死亡率の第一位は大腸がんです。食道がんも増えており、食道、胃、大腸などの消化器系のがんが最も多くなっています。

ですから、この検査がとくに大事なのは言うまでもないのですが、この検査技術には、大きな差があるのが現実です。食道がんや大腸がんは見逃しが多く、見逃されると死につながります。

この検査の日本一が、134ページで紹介したドクターKです。ドクターKは「私は絶対見逃しはしない」と豪語します。そして、もう一つ素晴らしいのは、がんが見つかった場合、その場で内視鏡下にがんを切り取り、出血しないようにクリップで止血してくれることです。そのために特殊なカメラをオーダーメイドで作製することまで行っています。私も、もちろんこのドクターKに検査してもらっています。

最近は大腸CT検査という、カメラを挿入せず、CTを撮るだけで大腸の検査を行える最新の方法が開発されています。しかし、つらい水薬の下剤は必要で、大腸には大量の空気を入れなければならないので、苦痛はカメラと大差ありません。もちろんその場で切除もできません。しかし、将来は、楽に横になってCTを撮るだけで簡単にがんを見つけることができるようになるでしょう。

6乳腺MRI検査

女性たちにとって大切な乳がん検査は、今もマンモグラフィという、大変痛く、つらい検査が行われています。この検査は受けたくないという女性も少なくありません。そういう方におすすめなのは、乳腺MRI検査です。最近はMRI検査の解像度が著しく改善され、小さながんも確実に見つけることができるようになりました。しかも、横になって寝ているだけで、一〇分くらいで終了。極めて楽で、被曝もまったくなく、安全です。料金は三七八〇〇円（税込）です。

7冠動脈CT（心臓CT）検査

前にも述べたように、確実に心筋梗塞を予防するためには、最新の冠動脈CT検査が必要です。これによって、冠動脈がどのくらい狭窄しているか、安全に簡単に正確にわかります。

私が連携している日本唯一の最高の冠動脈CTの機械を導入している聖路加国際病院では、紹介状を添えれば、一万二〇〇〇円で検査してくれます。もし狭窄が見つかり、治療が必要な場合は、入院せず、日帰りでステントという小さな器具を挿入して治してくれます。

糖尿病の人、コレステロール値が高い人には、ぜひおすすめしたい検査です。

8 頸椎・腰椎MR検査

肩や腕の痛みやしびれ、腰の痛み、足の痛みやしびれなどの症状を持つ人はたくさんいます。そして、その原因は椎骨という首から腰部までの脊椎骨の変形による神経の圧迫が原因であることが多いのです。それを確実に検査するのがMRです。縦横と、いろいろな角度から細かく写真を撮り、放射線専門医が判定してくれます。

安全で簡単な検査で、私の連携している検査専門クリニックには、最高性能のドイツ・シーメンス社の機械が導入されています。その画質は専門医も驚くほどで、腰痛などの原因が確実にわかります。料金は三七八〇〇円（税込）です。

その結果、治療が必要であれば、スーパードクターに手術してもらえば、確実に治ります。同様に、股関節やひざもMR検査をすれば、病気の程度は明確にわかります。今は、ひどければ手術で完治させることができます。

これらの検査をすべて行う必要はなく、それぞれの人のニーズと希望により選ぶことが大切です。

ちなみに私は今、約三〇〇〇人の患者さんを診ていますが、この数年でがんで亡くなったのは、前述の大腸カメラで見落としがあった一人だけです。そのほかにも毎年五〇人弱のがんが見つかっていますが、全員助かっています。

さらに、たとえば冠動脈CTは、すでに一〇〇〇人を超える患者さんが検査を行いました。一〇〇〇人を超えた時点で聖路加国際病院のドクターが統計をとってくれたところ、なんと一五パーセントに当たる一五〇人が引っかかっていることがわかりました

(約三年間で)。驚いたことに、一五パーセントの人が、ステントという内科的治療やバイパス手術が必要だったのです。

なかには、四本の冠動脈をすべてとりかえる必要があった患者さんも何人かいました。天皇陛下の手術でとりかえられたのは一本ですから、いかに糖尿病の人は心筋梗塞にかかる恐れがあるかを、この検査は教えてくれました。私の患者さんのがん発生率は年間五〇人弱ですが、心筋梗塞はそれに匹敵する数だということです。

「AGE牧田ドック」で恐ろしいがんや心筋梗塞などが未然に見つかり、命拾いをした人たちは、家族や知人にも検査を薦め、最近ではそうした人たちが検査目的で私のクリニックを受診するようになりました。

この本を書くことを決意したのも、そんな人たちが増えたからです。

私は常々、患者さんに対して「もう健診や人間ドックには行かなくてもいいよ。もっと詳しい完璧な検査を私が紹介します」と言っています。その結果、「AGE牧田ドック」がとても有益であることを、私の患者さんたちが証明してくれています。

あとがき

この道を極めようと無心に打ち込んできたら、気づくと三六年が経っていました。

糖尿病医は、他のドクターとまったく異なる特徴を持っています。

まず、自分が専門とする病気では誰も死なないということです。血糖値がたとえ一〇〇〇に上がってもインスリンの注射をすればすぐに下がって元気になります。合併症がひどく進んで失明したり、人工透析が必要になったりしても、絶対に死にはしません。

別の見方をすると、糖尿病医は、一人の命も救っていないということです。次に、他のどんな科のドクターより、たくさんの患者さんを診ているという点です。なにも私だけがたくさんの患者さんを診ているわけではなく、全国には私以上に多くの患者さんを診ているドクターが山ほどいます。そもそも糖尿病患者の数が多く、さらに定期的に通院する必要があるからです。

糖尿病医を長くやっていると、悲しく苦い経験もいろいろあるものです。

大病院の勤務医だった頃は、通院している患者さんに手遅れのがんが見つかり、亡くなるということがよくありました。

突然家族から電話がきて、患者さんの死を知らされたこともあります。

「主人は数日前の朝、ベッドの中で冷たくなっていました。心筋梗塞と言われました。長らく糖尿病を診ていただきありがとうございました」

こんな悲しい経験をもう二度としたくなくて、大学病院を辞めるときに心に誓いました。開業し、自分だけができる医療をやろう。一人の命も救わないドクターから、日本一多くの命を救うドクターになろうと決意しました。

幸い、今から六年前に腎臓の合併症を治す特効薬ができて、人工透析から患者さんを完全に救うことができるようになりました。もう糖尿病はそれほど怖い病気ではなくなったのです(糖尿病について詳しく知りたい方は、サンマーク出版の『糖尿病にならない、負けない生き方』または文春新書の『糖尿病で死ぬ人、生きる人』を参照ください)。

むしろ、糖尿病の患者さんにとって大切なのは、がん、心筋梗塞を未然に防ぐことです。この目的のために私は最高のドクターと最高の医療器機を備えたクリニックや病院のネットワークをつくろうと努力しました。開業して一二年かかりましたが、この最高のネットワークはかなり完成しました。ほとんどの重篤な病気を早期に見つけ、それを治してくれるスーパードクターを用意できたのです。

繰り返し述べたように、私の患者さんからは毎年五〇人弱の早期がんが見つかり、毎年五〇人以上の患者さんを心筋梗塞から救うことができるようになりました。まだ日本一救えているとは言えないかもしれません。しかも、私自身が救っているのではなく、救っているのはスーパードクターたちです。

私は、スーパードクターたちの手助けをしているのに過ぎません。しかし、私は今、この手助けをする医療を行うことに大きな満足感を得ています。HbA1cを下げろ、血糖値を下げろと脅すようにとなえるだけの医師から大きく前進できたと感じています。

本書を最後まで読み通してくださった読者に心より感謝いたします。

そして、本書によって救われる人が一人でもいてくれるなら、書いた意味があったと私は思っています。

著者略歴

牧田善二《まきたぜんじ》

一九五一年北海道生まれ。一九七九年北海道大学医学部を卒業。

糖尿病専門医。AGE牧田クリニック院長。

地域医療に従事したのち渡米、ニューヨークのロックフェラー大学で、五年間

糖尿病の合併症であるAGEの研究を行う。

一九九六年より北海道大学医学部講師、二〇〇〇年より久留米大学医学部主任教授。

二〇〇三年、東京・銀座に糖尿病治療のための「AGE牧田クリニック」開設。

世界アンチエイジング学会所属、エイジングケアやダイエットの分野でも活躍。

医学誌「Science」や「The New England Journal of Medicine」での論文発表のほか、

『糖質オフ!でやせるレシピ』(成美堂出版)、

『糖尿病はご飯よりステーキを食べなさい』(講談社+α新書)、

『Dr.牧田の新・美肌常識テスト40』(主婦の友社)、

『老けたくないなら「AGE」を減らしなさい』(ソフトバンク新書)など著書多数。

雑誌やTVへの出演・監修も。

幻冬舎新書 377

人間ドックの9割は間違い

二〇一五年三月二十日　第一刷発行

著者　牧田善二
発行人　見城　徹
編集人　志儀保博
発行所　株式会社　幻冬舎
〒一五一-〇〇五一　東京都渋谷区千駄ヶ谷四-九-七
電話　〇三-五四一一-六二一一（編集）
〇三-五四一一-六二二二（営業）
振替　〇〇一二〇-八-七六七六四三
ブックデザイン　鈴木成一デザイン室
印刷・製本所　中央精版印刷株式会社

Printed in Japan　ISBN978-4-344-98378-6 C0295
ま-8-1
幻冬舎ホームページアドレス http://www.gentosha.co.jp/
*この本に関するご意見・ご感想をメールでお寄せいただく場合は、comment@gentosha.co.jpまで。